LE THORAX EN BATEAU

DE LA

SYRINGOMYÉLIE

PAR

Charles ASTIÉ
DOCTEUR EN MÉDECINE

PARIS
IMPRIMERIE DE LA COUR D'APPEL
L. MARETHEUX, Directeur
SOCIÉTÉ ANONYME AU CAPITAL DE 135,000 FRANCS
1, RUE CASSETTE, 1

1897

LE THORAX EN BATEAU

DE LA

SYRINGOMYÉLIE

LE THORAX EN BATEAU

DE LA

SYRINGOMYÉLIE

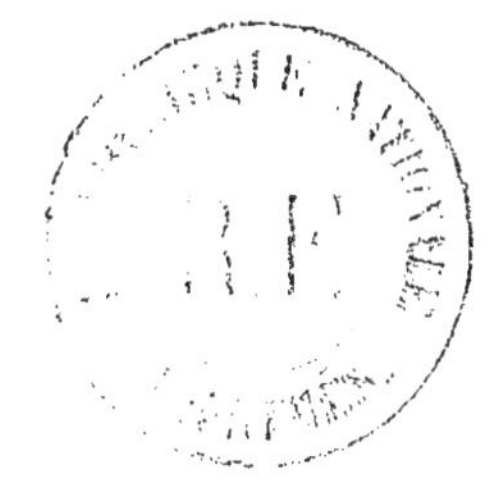

PAR

Charles ASTIÉ
DOCTEUR EN MÉDECINE

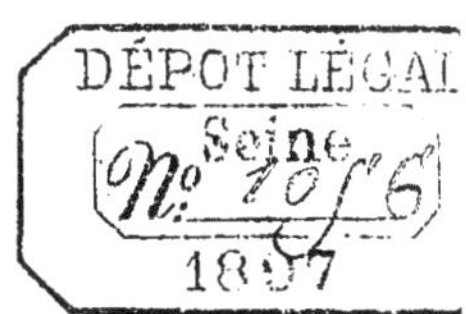

PARIS
IMPRIMERIE DE LA COUR D'APPEL
L. MARETHEUX, Directeur
SOCIÉTÉ ANONYME AU CAPITAL DE 135,000 FRANCS
1, RUE CASSETTE, 1

1897

A MON CHER MAITRE

M. LE DR PIERRE MARIE

PROFESSEUR AGRÉGÉ A LA FACULTÉ DE MÉDECINE
MÉDECIN DE L'HOSPICE DE BICÊTRE

A MON PRÉSIDENT DE THÈSE

M. LE PROFESSEUR JOFFROY

PROFESSEUR DE CLINIQUE DES MALADIES MENTALES
A LA FACULTÉ DE MÉDECINE
MÉDECIN DES HOPITAUX
MÉDECIN DE L'ASILE SAINTE-ANNE

A M. LE DR RETTERER

PROFESSEUR AGRÉGÉ A LA FACULTÉ DE MÉDECINE

A MES MAITRES DANS LES HOPITAUX

LE THORAX EN BATEAU

DE

LA SYRINGOMYÉLIE

INTRODUCTION

Dans ses leçons de clinique médicale, professées à l'Hôtel-Dieu dans l'année 1894-1895, notre maître M. le Dr Pierre Marie est revenu à plusieurs reprises sur l'intérêt réel que pouvait offrir l'étude des déformations thoraciques au point de vue médical. « S'il est, dit-il, essentiel de percuter et d'ausculter soigneusement la poitrine des malades, il n'est pas mauvais non plus quelquefois de la regarder », et, dans une rapide revue, il montre successivement le thorax en entonnoir, le thorax en gouttière des dégénérés, le thorax en proue de la cyanose congénitale, puis la déformation en taille de guêpe que l'on rencontre chez certains myopathiques, les déformations des gibbeux, qu'ils soient atteints de mal de Pott ou de scoliose rachitique, le thorax de Polichinelle, si caractéristique des acromégaliques.

La série n'était pas épuisée, et, dans son service de Bicêtre, M. Marie a attiré notre attention sur une déformation très spéciale que présentait le thorax des syringomyéliques.

C'est, guidé par ce maître, que nous entreprenons aujourd'hui l'étude de cette nouvelle déformation pour laquelle il a proposé le nom de « *thorax en bateau* ».

Qu'il nous soit permis de témoigner ici de la haute estime où nous tenons M. Pierre Marie, professeur agrégé à la Faculté de médecine, et de la reconnaissance respectueuse que nous lui vouons pour l'inépuisable amabilité dont il a fait preuve à notre égard. Nous nous souviendrons toujours du bon accueil que nous avons eu dans ses services, soit de l'Hôtel-Dieu, soit de Bicêtre et du profit que nous avons retiré de son enseignement.

Nous remercions également tous nos maîtres des encouragements et des conseils qu'ils n'ont cessé de nous donner pendant nos études médicales.

M. le professeur Joffroy a bien voulu accepter la présidence de notre thèse; nous le prions d'agréer l'hommage de nos respectueux remerciements pour le grand honneur qu'il nous fait.

CHAPITRE PREMIER

DES OSTÉOPATHIES DANS LA SYRINGOMYÉLIE ET EN PARTICULIER DES DÉFORMATIONS DU THORAX SCOLIOSE, ETC., SIGNALÉES ANTÉRIEUREMENT PAR LES AUTEURS

Le chapitre des troubles trophiques est un des plus importants dans l'histoire de la syringomyélie. Le nouveau type clinique que Kahler et Schultze mettaient en lumière en 1882 commença à prendre à son compte un grand nombre d'atrophies musculaires jusque-là confondues dans cette « atrophie musculaire progressive » qui devait être peu à peu dissociée à ce point qu'elle tend à disparaître de la nomenclature neuropathologique.

Puis ce fut la maladie de Morvan qui passa tout entière, ou peut s'en faut, dans la syringomyélie, et avec elle les troubles trophiques divers de la peau, glossy-skin, fissures, crevasses, bulles, phlyctènes, ulcérations inguérissables, gangrène même.

Les articulations, sièges de lésions grossières en quelque sorte : hydarthroses volumineuses, usures des épiphyses et dislocation des membres avec attitudes étranges, appelaient dès le début l'attention sur les troubles trophiques qu'elles présentent. Mais lésions articulaires et lésions osseuses sont bien proches. Si les épiphyses prises se montrent ou bien hypertrophiées, luxuriantes, telles que nous les voyons chez ce malade dont nous rapporterons plus loin l'observation et qui porte au bras droit une hyperostose juxta-épiphysaire du volume d'un œuf de pigeon, datant de trente-sept ans, époque à laquelle Ricord avait déjà écarté l'hypothèse d'une lésion syphilitique locale, ou bien au contraire amincies, usées, émiettées, telles que nous sommes habitués à les voir dans le tabes, il faut bien savoir que le corps de l'os n'est pas moins atteint.

Ne connaissons-nous pas les fractures spontanées, celles que des traumatismes insignifiants, des efforts minimes ont provoquées ; elles ont été maintes fois signalées au cours de la syringomyélie ; bien particulières du reste dans leurs allures, puisqu'elles sont indolores le plus souvent et que seuls, le gonflement de la région et l'impotence mécanique du membre la font reconnaître du malade. C'est ainsi que Roth rapporte une observation de fracture de la clavicule passée inaperçue, et que Schultze conte l'histoire d'un boulanger qui, en pétrissant son pain, se casse successivement l'humérus, le radius et deux fois des métacarpiens, continuant du reste à travailler jusqu'à ce que le gonflement du membre l'obligeât à s'arrêter. Ces fractures se consolident souvent mal, lentement, fréquemment par un cal vicieux, difforme ; elles peuvent ne pas se consolider du tout et laisser à leur suite une pseudarthrose plus ou moins gênante.

Ne connaissons-nous pas, dans la syringomyélie, ces gonflements du squelette des extrémités, mains ou pieds qui rappellent de bien loin du reste l'acromégalique, bien que quelques auteurs aient pu croire dans ces cas à l'association de la syringomyélie et de l'acromégalie. Charcot et Brissaud pour bien les différencier leur avaient donné le nom de *chiromégalie* et dernièrement encore (13 avril 1894) à l'occasion d'un malade des plus intéressants [1], M. Marie présentait à la Société médicale des Hôpitaux de Paris les arguments irréfutables qui devaient définitivement faire cesser toute équivoque et rendre à la syringomyélie les déformations que présentent ces malades et que caractérise surtout l'hypertrophie de certains os des extrémités.

C'est parmi ces troubles trophiques osseux que doit être rangée la déformation si fréquente dans la syringomyélie qu'elle en est devenue un symptôme en quelque sorte essentiel, un symptôme qu'on recherche toujours soigneusement pour étayer le diagnostic hésitant, je veux dire la « *scoliose* », et nous essaierons de montrer que c'est aussi dans ces mêmes troubles trophiques qu'on doit ranger le thorax en bateau dont nous avons entrepris la description.

La déviation de la colonne vertébrale dans la syringomyélie a été étudiée récemment par Hallion, dans son intéressante thèse sur « les déviations vertébrales névropathiques ». Tandis que Bernhardt ne l'a notée que dix-huit fois sur soixante et onze cas, Brühl, doublant le tant pour cent, dit qu'on la rencontre dans la moitié des cas, et il nous paraît qu'il reste encore là au-dessous de la vérité; si nous en croyons nos propres observations, c'est dans 80 p. 100 des cas qu'il faut s'attendre à la rencontrer, et nous pensons être dans le vrai puisque, pour tous les auteurs classiques, elle est un des signes de l'affection.

Si nous ne voulons pas insister ici sur la valeur séméiologique considérable de cette déviation vertébrale, nous noterons cependant quelles sont les particularités les plus importantes qu'elle présente. D'une part, en effet elle fait partie de la description générale du thorax des syringomyéliques; il est probable d'autre part que la défor-

1. Voir observation IV.

mation thoracique que nous allons décrire, cas particulier des rapports qui unissent les maladies du système nerveux au développement et à la nutrition des os, dépend de la même cause qui a provoqué la scoliose et que le problème, encore du reste incomplètement élucidé, du mécanisme de ces troubles trophiques doit recevoir dans les deux cas la même solution.

La déviation vertébrale la plus fréquente dans la syringomyélie est la scoliose, associée le plus souvent à un certain degré de cyphose. La cyphose pure est plus rare, la lordose exceptionnelle. Voici du reste des chiffres plus précis puisés dans une statistique assez étendue (1) : pendant que la scoliose y est notée 48 fois et la cypho-scoliose 6 fois, il n'y a que 5 cas de cyphose pure et 3 seulement de lordose.

Le caractère capital de cette déformation est son apparition contemporaine des troubles nerveux, sans phénomènes douloureux marqués qui attirent l'attention sur elle. Parfois il faut rechercher la déviation vertébrale, et les malades qui viennent consulter pour l'amyotrophie ou les ulcérations cutanées, ignorent l'existence de leur déformation rachidienne ; parfois c'est au contraire pour celle-ci que le médecin est consulté et il doit rechercher les autres signes de l'affection médullaire sur lesquels le malade n'attire pas l'attention.

Cette déviation peut être très légère, difficile même à voir ; il faut pour ainsi dire vouloir la voir pour la trouver. Elle peut aussi être énorme. Le cas rapporté par Hallion concerne un homme dont la difformité est colossale, le tronc est plié en deux de telle sorte que du côté gauche le rebord costal s'enfonce dans le bassin au-dessous de la crête iliaque, il en résulte que l'épaule de ce côté est abaissée de telle façon que l'humérus, le bras étant

1. Dimitrof. *Archiv für Psychiatrie und nervenkrankheiten*. Berlin, 1896. Livre XXVIII, fascicule 2, p. 610.

tombant, est en rapport avec cette crête iliaque au niveau de l'union de son tiers supérieur et de ses deux tiers inférieurs.

La scoliose siège le plus souvent à la région dorsale; parfois il y a une courbure de compensation à la région lombaire. Le sens de la courbure ne paraît pas nettement déterminé; il résulte cependant des observations d'Hallion que la convexité de celle-ci répond le plus souvent au côté qui présente le maximum des troubles syringomyéliques sensitifs ou musculaires. C'est généralement une scoliose à grande courbure, sans angle saillant; l'exploration du rachis ne révèle à aucune hauteur une lésion localisée des vertèbres comme on la trouve quelquefois dans le tabes, où il s'agit alors d'une arthropathie comparable en tous ses caractères aux arthropathies tabétiques des membres.

Ce n'est pas à dire pour cela qu'il ne s'agisse pas dans la syringomyélie d'un trouble trophique osseux, trouble trophique que nous invoquerons également pour expliquer la déformation en bateau du même thorax. En effet, et nous résumerons ici l'argumentation si convaincante d'Hallion, ou bien il s'agit d'une lésion osseuse ou bien il s'agit d'une déviation anormale de l'activité musculaire. Peut-il être question de l'action vicieuse des muscles moteurs du rachis agissant isolément? Nous ne le pensons pas. Remarquons d'abord que le trouble unilatéral, non symétrique, de la scoliose réclamerait un trouble également unilatéral des muscles, ce qui, à la rigueur se pourrait voir dans syringomyélie, mais cadre mal avec ce que nous savons de l'allure ordinaire des affections spinales.

S'agirait-il de faiblesse relative des muscles d'un côté? Mais dans les cas qui reconnaissent pour cause un tel trouble musculaire nous voyons que les déviations sont très peu marquées; ces cas ne sont pas absolument rares; il y en a en particulier dans la paralysie infantile, c'est-à-dire ayant évolué pendant la période même du développement du rachis, pendant la période la plus propre aux déformations et, si nous en croyons Hallion, les descriptions des auteurs aussi bien que ses observations personnelles n'ont jamais fourni que des déviations peu accentuées.

S'agit-il d'une contracture? On sait que la contraction des muscles vertébraux peut amener des déviations extrêmement marquées, mais la contracture est toujours plus active aux régions spinales, où les muscles sont les plus forts, c'est-à-dire à la région lombaire, non à la région dorsale; de plus Hallion a pu réduire dans une certaine mesure les courbures rachidiennes présentées par son malade et s'assurer ainsi d'une façon en quelque sorte directe de l'absence de contracture.

Est-ce à dire que les muscles n'ont nulle action dans de telles déformations? Evidemment non. Ils agissent puisque seuls ils ont qualité pour mouvoir la colonne vertébrale, ils agissent puisque seuls ils peuvent déterminer le sens des déviations de celle-ci. Mais il est nécessaire pour expliquer la persistance de la déviation, son intensité, il est nécessaire que les muscles trouvent un rachis altéré dans sa structure, prêt à ployer; et, en effet, n'est-ce pas à première vue la colonne vertébrale des rachitiques, celle des ostéomalaciques qui rappellent ces thorax des syringomyéliques à grandes déviations. Les os vertébraux sont altérés et ils le sont comme le sont également les autres os, comme le sont les articulations, la peau, les muscles, les vaisseaux de ces malades. Si les vertèbres subissent plus particulièrement les conséquences de cette altération osseuse généralisée, c'est que ce sont des os courts, spongieux, c'est que ces os sont constamment soumis à l'action de la pesanteur. Pendant toute sa maladie le syringomyélique marche; il est assis ou debout, son rachis supporte tout le poids du corps tandis que ses membres plus ou moins impotents condamnent ce malade à une inaction relative et se trouvent ainsi à l'abri des causes directes ou indirectes des graves désordres : traumatismes, fractures, etc., et cela est commun aux affections médullaires dont l'action pour ainsi dire spéciale sur le rachis a été bien mise en lumière, en particulier dans la maladie de Friedreich.

Ainsi le syringomyélique présente fréquemment des troubles trophiques osseux, qui se traduisent par une déformation particulière, une malléabilité et une fragilité spéciales du squelette. Cette altération nous la retrouvons du reste dans un grand nombre d'autres affections du système nerveux. Chez les syringomyéliques, elle s'objective surtout par la déformation du rachis, par la scoliose. Le thorax des syringomyéliques prend de ce fait une forme anormale. Eh bien ce n'est pas tout ; nous allons voir que ce thorax tire encore une autre particularité d'un aspect spécial de sa partie antérieure et supérieure, qu'il est creusé à ce niveau par suite de l'affaissement des premières côtes dans leur partie antérieure et par suite aussi de l'affaissement de la première portion du sternum. Et ainsi se complétera la description du thorax des syringomyéliques. Ce thorax, M. Marie l'a appelé « *le thorax en bateau* » parce que la « *dépression* » que nous venons de signaler rappelle le creux d'un bateau avec ses bords latéraux relevés et la pente douce de ses extrémités vers la proue, du côté du cou, vers la poupe du côté de l'abdomen. C'est la description de ce thorax en bateau que nous allons entreprendre maintenant.

CHAPITRE II

DESCRIPTION DU THORAX EN BATEAU

Le « *thorax en bateau* » des syringomyéliques est très particulier dans son aspect; nous essaierons d'en préciser clairement les contours; du reste nous avons pu prendre des photographies de nos malades, témoins fidèles de la déformation que nous décrivons; nous avons enfin appliqué sur les thorax de diverses variétés que nous opposerons entre eux, une lame de plomb malléable dont les courbures persistantes reportées dans nos observations nous fournissent des tracés rigoureusement exacts de la lésion.

Pour donner plus d'intérêt à ces tracés nous devons dire, dès maintenant, que nous les avons toujours pris au niveau le plus favorable du thorax étudié, c'est-à-dire que nous avons noté le point le plus typique; les points de repère qui ont toujours été notés avec soin dans nos observations permettent d'autre part de se rendre compte du siège exact de la déformation; ces tracés ont en outre l'avantage de fournir des données rigoureusement précises, calculables en chiffres sur le degré de celle-ci.

Une fois en possession de la description bien nette du type que nous décrivons, il faudra démontrer qu'il est bien particulier à la syringomyélie, qu'il ne se rencontre pas ailleurs, qu'il diffère du type normal du thorax et des thorax déformés déjà connus : « *thorax en entonnoir* », « *thorax en gouttière* », *thorax en carène* », *thorax en proue* », « *thorax des affections naso-pharyngiennes* » et surtout de celui qui, au premier abord, le rappelle le plus du « *thorax plat des myopathiques* ». Ce sera le sujet de notre troisième chapitre.

Restera la question de pathogénie ; rapidement nous montrerons qu'il ne s'agit pas là d'une déformation banale, d'un simple aspect dû à l'atrophie des muscles pectoraux ou d'un trouble secondaire consécutif à la scoliose et les tracés comparatifs des thorax de scoliotiques, rachitiques, pottiques, d'individus atteints de maladie de Friedreich feront vite justice de cette hypothèse. Il faudra dès lors conclure à l'existence d'un trouble trophique et rechercher si la syringomyélie ne traduit pas ces désordres de la trophicité dans d'autres parties du squelette ou des tissus de l'individu atteint de déformation thoracique. Avec quelle fréquence le thorax prend-il la forme en bateau chez les syringomyéliques ? Lorsque le thorax est en bateau, la syringomyélie prend-elle nécessairement toujours la même allure, autrement dit, retrouvons-nous chez nos déformés du thorax, toujours le même type de troubles trophiques des mains par exemple, soit le type Morvan, soit le type Aran-Duchenne, soit la « *main succulente* » décrite dans la thèse de M. Marinesco, soit les mains simplement pendantes de la paraplégie cervicale?

La difformité que M. Marie nomme thorax en bateau, consiste essentiellement dans l'enfoncement de la partie médiane, antérieure du thorax, enfoncement qui ne se produit que dans la partie tout à fait supérieure de celui-ci. En effet tout ce qui est en dessous d'une ligne horizontale tracée par le point d'attache inférieur du bord antérieur de l'aisselle sur le thorax, correspondant au bord inférieur du muscle grand pectoral est normal.

Il n'en est pas de même au-dessus de cette ligne. Le malade se présente d'ordinaire avec une allure très spéciale, il semble que sa tête soit enfoncée dans ses épaules comme si celles-ci, étaient constamment relevées de chaque côté du cou profondément enfoncé dans le haut du thorax. Mais surtout les épaules sont ramenées en avant d'une manière très manifeste, ce qui donne l'allure générale un peu gênée, « engoncée »; on dirait un malade atteint d'un torticolis douloureux et cependant le malade n'accuse nulle douleur.

Si alors on examine le thorax on voit que, d'une part, considéré dans son ensemble, il présente une obliquité manifeste de sa partie supérieure; il semble que la fourchette sternale se soit rapprochée de la colonne dorsale tandis que la partie médiane du sternum et l'appendice xiphoïde sont à la distance normale du rachis. Le plan antérieur de la poitrine est ainsi oblique en haut et en arrière beaucoup plus qu'il ne l'est normalement. D'autre part on voit que toute cette partie supérieure plus oblique est excavée.

L'excavation est régulière, concave en avant, de forme générale allongée dans le sens vertical. Le point le plus déclive correspond sur la ligne transversale non pas exactement au sternum, non pas toujours à la ligne médiane, mais tantôt à droite, tantôt à gauche de celle-ci et dans des limites assez étendues, puisque dans un cas il en est à 3 centimètres et dans un autre à 9; et, sur la ligne longitudinale axiale, tantôt très haut, au niveau même de la fourchette, tantôt, et le plus souvent, au-dessous de celle-ci à 3 et même à 5 centimètres plus bas.

De ce point le plus déclive les parois de l'excavation se relèvent assez rapidement, de façon qu'au niveau de la ligne mamelonnaire le thorax a repris sa courbe antérieure normale convexe en avant; en haut la dépression cervicale ne permet pas au creux de se relever; à droite et à gauche les clavicules soit horizontales, soit même obliques de haut en bas et de dehors en dedans sont toujours inclinées d'avant en arrière et de dehors en dedans, si bien que le moignon de l'épaule se trouve sur un plan antérieur au plan des têtes claviculaires. Celles-ci sont quelquefois saillantes, mais elles interrompent peu l'obliquité des parois de l'excavation en bateau du thorax.

On voit que ce nom est parfaitement approprié à la description que nous venons de faire. D'un acromion à l'autre, de la fourchette sternale aux attaches des quatrième et cinquième cartilages costaux une excavation à fond plus ou moins régulièrement concave, suivant le degré d'avancement de la lésion, à bords relevés sur une longueur de 10 centimètres environ, a remplacé la voussure normale du thorax, il semble qu'on ait creusé cette partie antérieure de la poitrine comme on creusait, à même un tronc d'arbre, la barque primitive.

Les dimensions en profondeur en sont très variables : la flèche de la dépression au point le plus déclive, mesurée sur une perpendiculaire abaissée d'une règle qui repose sur les deux épaules nous fait noter chez Prév... un creux de 1 centimètre (à 5 centimètres au-dessous de la ligne horizontale passant par la fourchette sternale, à 7 centimètres à gauche de la ligne médiane). Gall... à 15 millimètres au point le plus déprimé, et cette partie, la plus déclive se trouve à 9 centimètres à droite de l'axe sternal, et à 3 centimètres au-dessous de l'horizontale de la fourchette, à 1 cent. 1/2 environ au-dessous du bord inférieur du cal vicieux de la clavicule droite. Chez Gav... nous trouvons une profondeur de 32 millimètres : ce point le plus profond se trouve juste sur la ligne médiane du sternum, à 25 millimètres au-dessous de la fourchette sternale.

Quant à Van de P..., c'est le thorax en bateau le plus

parfait, celui dont nous avons reproduit la photographie et que nous considérons comme le type achevé de la nouvelle déformation dont nous avons entrepris l'étude. La partie la plus profonde de la dépression thoracique se trouve chez lui à gauche de la ligne médiane, à 3 centimètres de l'axe du sternum, à 3 centimètres également au-dessous de la ligne horizontale tirée par la fourchette de cet os. La profondeur véritablement extraordinaire est chez lui de 5 cent. 1/2 !

Si l'on regarde de profil le thorax déformé de nos syringomyéliques et que la ligne de visée passe par les deux épaules, la partie médiane disparaît ; il est facile de fixer sur le point déclive un signal quelconque, un pain à cacheter, par exemple : le rayon visuel qui affleure les deux épaules, ne le perçoit pas. Essayons cette manœuvre sur un thorax sain, et d'abord le plus souvent nous n'arriverons pas à voir les deux épaules, la saillie médiane du thorax nous en empêche ; si le thorax est plat comme chez les myopathiques nous aurons plus de facilité, mais le signal ne saurait passer inaperçu, si petit soit-il, il arrête le rayon visuel.

Rien de plus caractéristique, du reste, que les tracés à « la lame de plomb ». Voyons le profil d'un thorax chez un individu sain, il nous montre la courbe régulière plus ou moins convexe en avant, ou tout au moins plane de la paroi thoracique antérieure.

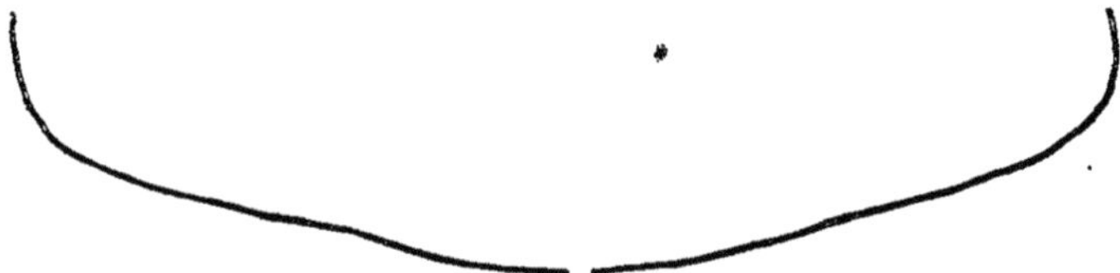

Fig. 1. — Ast... (Gaston), vingt-six ans. Thorax normal. Sujet sain. Tracé pris à 2 centimètres au-dessous de la fourchette sternale.

L'espace blanc médian de chaque tracé représente la ligne médiane du sternum.

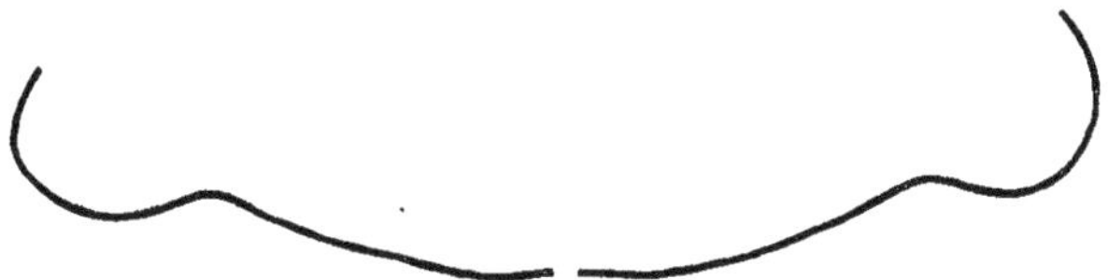

Fig. 2. — Lej... (Alexandre), cinquante-deux ans. Thorax normal. Sujet atteint de tuberculose pulmonaire.

Tracé pris à 2 centimètres au-dessous de la fourchette sternale.

Fig. 3. — Bon... (Francis), vingt-quatre ans. Thorax normal. Sujet sain.

Tracé pris à 2 centimètres au-dessous de la fourchette sternale.

Rien de semblable chez nos syringomyéliques à thorax en bateau.

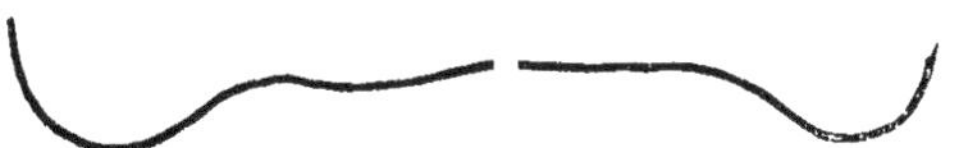

Fig. 4. — Van de P... (Isidore), trente ans. Syringomyélie. Thorax en bateau.

Tracé pris à 2 centimètres au-dessous de la fourchette sternale.

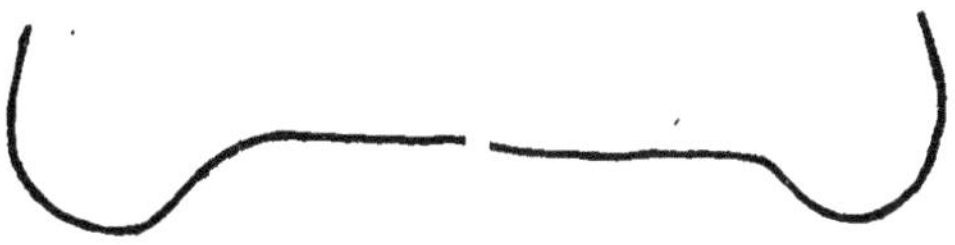

Fig. 5. — Gav... (Frédéric), soixante-treize ans. Syringomyélie. Thorax en bateau.

Tracé pris à 2 centimètres au-dessous de la fourchette sternale.

Fig. 6. — Gal... (Amédée), cinquante-trois ans. Syringomyélie. Thorax en bateau.

Tracé pris à 2 centimètres au-dessous de la fourchette sternale.

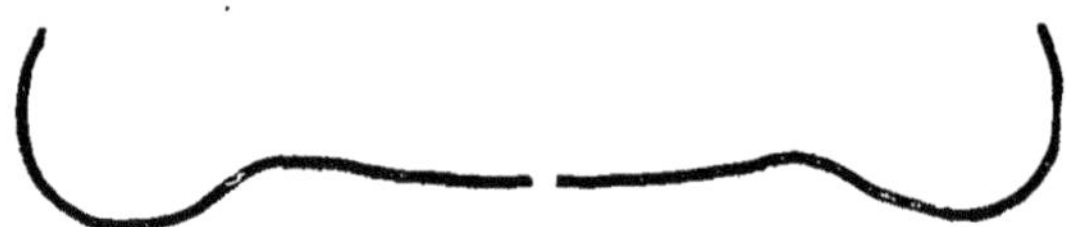

Fig. 7. — Prév... (Eugène), vingt-quatre ans. Syringomyélie. Thorax en bateau.

Tracé pris à 2 centimètres au-dessous de la fourchette sternale.

Les courbes présentent toutes le même aspect : immédiatement en dedans de la saillie arrondie de l'épaule, une dépression subite, profonde; puis le fond de la dépression légèrement ondulé, parfois en légère saillie au niveau du sternum, se relève ou s'abaisse, suivant que nous avons pris le tracé par le côté le plus déclive ou par le côté opposé, pour retrouver de nouveau le bastion avancé de l'épaule opposée, et, en effet, le profil rappelle celui d'une fortification : la muraille en retrait, protégée par les deux tours d'angle. C'est là le tracé caractéristique du thorax en bateau; nous verrons qu'on ne le retrouve nulle part ailleurs que dans les syringomyéliques, même dans les déformations les plus accentuées du thorax. Aussi nous élevons-nous dès maintenant contre l'idée de voir là un fait banal, il s'agit bien là d'une lésion et d'une lésion très particulière, qui mérite une place spéciale dans la série des déformations thoraciques au cours des diverses maladies.

Mais nous pouvons aller plus loin et considérer que

cette déformation évolue ; très marquée chez Gav..., elle est frappante chez Van de P..., déjà elle est moins accentuée chez Gall... on peut considérer avec M. Marie qu'elle commence seulement chez Prev..., et s'il y a trop peu de temps pour que nous puissions apporter ici la preuve de cette évolution sous forme, par exemple, de tracés, pris à époques successives, nous ne doutons pas que la difformité aille en s'accentuant à mesure que progresse l'affection causale, la syringomyélie.

De cela, il résulte que la cavité creusée sur le thorax n'est pas symétrique, la profondeur en est variable, le point le plus déclive est tantôt plus haut, tantôt plus bas, tantôt sur la ligne médiane, tantôt à droite ou à gauche, mais la forme générale n'en est pas moins assez régulière pour que la comparaison, avec le creux d'un bateau, ne soit valable. Le grand axe, étendu de haut en bas, de la fourchette vers la partie moyenne du sternum le bateau aurait la proue tournée vers la tête, la poupe vers l'abdomen, les épaules en représentant les flancs et nos tracés donnent le profil de babord à tribord.

La description ne serait pas complète si nous ne marquions l'intégrité, au moins l'intégrité fonctionnelle des organes sous-jacents. Il semblerait que le médiastin supérieur, rétréci dans son diamètre antéro-postérieur, ne dût pas laisser la liberté normale nécessaire aux organes qui le traversent ; mais ni la percussion, ni la palpation ou l'auscultation ne nous ont permis de constater le moindre trouble objectif dans la disposition et le fonctionnement des poumons, du cœur, des gros vaisseaux veineux ou artériels, de l'aorte en particulier, pas plus du reste que le malade n'attirait notre attention sur aucun désordre fonctionnel, pouvant être rapporté à la compression de ces organes ou des nerfs voisins. Il est vrai de dire que la maladie même, dont sont atteints les individus qui font le sujet de nos observations, leur

2

interdit tout effort violent, tout excès de nature à mettre en lumière l'insuffisance de leurs organes. Mais on sait du reste avec quelle facilité les viscères trouvent à se loger dans des thorax incomparablement plus déformés que les thorax en bateau, se déplaçant et gagnant dans un sens la place perdue dans l'autre.

CHAPITRE III

DIAGNOSTIC

Le thorax en bateau se diagnostique facilement puisque ses caractères objectifs le différencient, à simple vue, des autres déformations thoraciques, que l'on peut rencontrer en clinique. Il suffit de regarder et de vouloir voir.

Nous ne pouvons mieux faire, pour montrer combien toute confusion est impossible, que de suivre les descriptions données par notre maître, M. Marie, dans ses 2e et 3e leçons de clinique médicales professées à l'Hôtel-Dieu en 1894-1895.

Les déformations thoraciques d'origine congénitale peuvent se montrer soit dès la naissance, soit plus tard. Nous passerons rapidement sur les déformations qui se montrent dès la naissance, ce caractère seul suffit à les séparer du thorax en bateau, car nous ne connaissons pas la syringomyélie dans la première enfance. Au reste, ces déformations sont tout autres : c'est le « *thorax en entonnoir* », caractérisé par l'existence d'une dépression plus ou moins cupuliforme, siégeant le plus souvent à l'union de l'appendice xiphoïde avec le sternum, ou même à la partie inférieure de cet os (voir p. 32, fig. 16) ; sa profondeur peut être considérable puisque l'on en cite un qui atteignait 9 centimètres, sa forme est circulaire, quelquefois ovalaire. Cette dernière forme fait penser à M. Marie, qu'il s'agit là sans doute de formes de transition entre le thorax en entonnoir proprement dit, et le thorax en gouttière de Féré et Schmid.

Dans « le *thorax en gouttière* » ce sont les cartilages costaux qui présentent une courbure exagérée, symétrique du reste, et de laquelle il résulte une gouttière longitudinale dont le fond est formé par le sternum.

Dans les deux cas, il y a assez souvent coexistence d'autres malformations congénitales : syndactilie, plagiocéphalie, vitiligo, phimosis, implantation vicieuse des dents, voûte palatine ogivale, bec-de-lièvre, strabisme, cryptorchidie, rétrécissement aortique, etc. Mais nous reconnaissons là les signes somatiques d'une dégénérescence, dégénérescence qui n'épargne pas les facultés mentales et se traduit par des troubles de l'état psychique ou moral : imbéciles, épileptiques, idiots ou dégénérés supérieurs.

Il serait encore plus difficile de confondre le thorax creusé, déprimé des syringomyéliques avec le « *thorax en carène* » qui accompagne les malformations congénitales du cœur, en particulier la cyanose. Il s'agit en effet ici encore d'une déformation qui apparaît dès la naissance, et d'une déformation qui consiste en une saillie en avant avec aplatissement latéral du thorax; il existe au-dessus de l'appendice xiphoïde une sorte de gibbosité triangulaire, dont le sommet proémine en avant à la façon d'une proue.

Les déformations congénitales tardives du thorax comprennent, d'une part les thorax aplatis de la scoliose des adolescents, et d'autre part le thorax également aplati des myopathiques, soit du type scapulo-huméral, soit du type facio-scapulo-huméral, soit plus rarement, des pseudo-hypertrophiques.

Des premiers nous avons peu à dire, la scoliose entraîne par sa disposition même, lorsqu'elle est assez prononcée, l'affaissement de larges portions de la cage thoracique, du côté correspondant à la déviation vertébrale : nous sommes loin du thorax en bateau. Il n'en est pas de même des seconds. Nous mettrons à part l'aspect si heureusement dénommé par M. Marie, de thorax « *en taille de guêpe* » produit par l'angle rentrant « *en coup de hache* » que forment les hypochondres avec la base du thorax. La cause en est dans ce fait que les côtes très obliques ont donné aux contours latéraux de celui-ci l'aspect vertical, et rendu la circonférence de la région inférieure presque égale à celle des régions situées au-dessus. Mais la cage thoracique est aplatie, comme si elle avait été violemment comprimée d'avant en arrière.

Cet aplatissement peut être tel que, par exemple, M. Marie donne les diamètres d'un thorax où le diamètre antéro-postérieur atteignait seulement la moitié des dimensions du diamètre transverse. Cet aplatissement général du thorax, symétrique, joint à l'obliquité des côtes est important à considérer; en effet, la disparition presque complète des pectoraux, rendant plus manifeste la saillie de l'attache des bras aux épaules, un grand nombre de myopathiques présentent un aspect excavé de la partie antéro-supérieure du thorax. On comprend que cet aspect pourrait en imposer à la rigueur pour l'existence d'un thorax en bateau, bien que rien dans la direction des côtes ou du sternum, dans la surface plane de la paroi thoracique antérieure, ne rappelle la cavité creusée à même cette paroi chez nos syringomyéliques.

Pour mieux fixer ce diagnostic comparons la poitrine de Van de P... (obs. II), avec celle d'un myopathique Mul...

Il y a chez ce dernier entre la tête de la clavicule et la partie saillante de l'acromion, une saillie verticale constituée par le bord latéral du thorax. Chez lui, le moignon de l'épaule se trouve un peu en retrait, par rapport à la saillie verticale que nous venons de signaler; elle est également en arrière du plan passant par le bord antérieur des deux têtes des clavicules. Chez Van de P..., au contraire, on ne constate pas la saillie verticale due au bord latéral du thorax et le moignon de l'épaule se trouve sur un plan antérieur aux têtes des clavicules. En

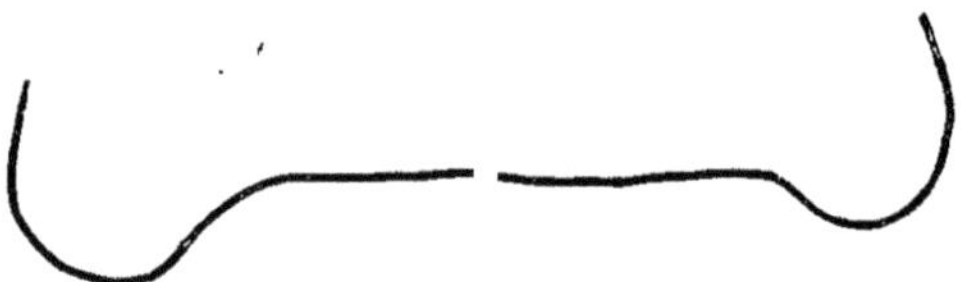

Fig. 8. — Van de P... (Isidore), trente ans. Syringomyélie. Thorax en bateau.

Tracé pris à 2 centimètres au-dessous de la fourchette sternale.

Fig. 9. — Mul... (Arthur), trente-cinq ans. Myopathie.

Tracé pris à 2 centimètres au-dessous de la fourchette sternale. On remarquera, sur cette figure, la saillie en dehors du sternum au niveau des cartilages costaux, saillie qui « vallonne » le tracé d'une façon singulière, saillie qui n'existe pas sur le tracé de la figure 8.

résumé, le thorax de Mul... est plus plat, celui de Van de P... plus concave.

Enfin dans la maladie de Friedreich survient aussi parfois une déformation thoracique congénitale tardive, mais ici encore il s'agit simplement du thorax scoliotique avec les déformations des plans antérieurs et latéraux, qu'entraîne nécessairement la déviation vertébrale.

En montrant que le thorax en bateau n'est pas dû à la scoliose, nous nous servirons précisément du thorax d'individus atteints de maladie de Friedreich, pour établir que la déformation est très différente dans les deux cas.

Restent les déformations thoraciques acquises. Quelques professions d'abord amènent une dépression de la région thoracique antérieure, mais ces dépressions ne siègent jamais dans la partie tout à fait supérieure du thorax : c'est « *la poitrine concave des tailleurs d'habits* », c'est surtout la « *dépression sternale des cordonniers* » qui travaillent à la forme : les callosités qu'on rencontre toujours à ce niveau, contribuent à affirmer la nature professionnelle de cette dépression.

Le « *Mal de Pott* » déplace les corps vertébraux et lorsque ceux-ci s'effondrent, il faut bien que les éléments des parois costales se déplacent aussi. Rien ici ne rappelle l'aspect nouveau sur lequel nous voulons attirer l'attention. Il en est de même des déformations qui succèdent aux lésions « *pleuro-pulmonaires* ». L'hémiatrophie du thorax qui résulte d'une pleurésie chronique ou d'une pneumonie chronique et dont le mécanisme est facile à concevoir, ne sera pas confondue un instant avec notre thorax en bateau.

Il n'en est peut-être pas de même des déformations thoraciques qui sont rattachées à l'influence d'un obstacle dans les voies respiratoires supérieures, tel que celui résultant d'une « *affection du nez ou du nasopharynx* », comme par exemple, les tumeurs adénoïdes. Une thèse récente[1] conclut, en effet, d'un nombre considérable d'observations qu'il n'y a pas de déformation spéciale à l'obstruction naso-pharyngienne; celle-ci peut produire « depuis la simple atrésie thoracique jusqu'aux enfoncements, gouttières, creux, sillons les plus marqués suivant

1. Chapard. Des déformations thoraciques et des déviations rachidiennes dans leurs rapports avec les obstructions chroniques des voies respiratoires supérieures. *Thèse* de Paris, 1896. p. 141.

le degré de la sténose, l'âge, l'état du malade ». Mais nous avons eu beau compulser les observations rapportées dans cette thèse, aucune ne nous a montré la déformation thoracique dite « *en bateau* ». Existerait-elle dans ces cas, du reste, que son développement, subordonné à une lésion toujours facilement constatable du naso-pharynx, en ferait faire immédiatement le diagnostic.

Nous n'avons plus à éliminer parmi les déformations thoraciques acquises, que celles qui sont constituées par la série des affections dans lesquelles la nutrition du squelette se trouve plus ou moins altérée. Ces affections vont agir par le mécanisme même que nous aurons à invoquer pour expliquer la déformation des syringomyéliques; mais elles n'en conservent pas moins leur aspect distinctif. C'est ainsi que le « *rachitisme* » a les nodosités qui constituent le « chapelet » classique, l'asymétrie des pièces du sternum entraînant l'obliquité de la ligne qui réunit les insertions sternales des deux cartilages costaux correspondants, la gouttière latérale au niveau des articulations chondro-sternales repoussées vers l'intérieur du thorax, d'où l'aspect en carène de celui-ci, enfin l'élargissement de la base du thorax.

Le « *rhumatisme chronique* », « l'*ostéoarthropathie hypertrophiante pneumique* » présentent aussi des déviations thoraciques. Mais l' « *acromégalie* » surtout s'accompagne constamment de modifications du squelette thoracique et ces modifications sont d'autant plus caractéristiques qu'elles ont toujours le même aspect ; mais nous voulons à peine signaler, tant il diffère de l'excavation des syringomyéliques, l'épaississement de tous les os, la projection du sternum en avant qui, avec la cyphose cervico-dorsale, constitue le « thorax de Polichinelle », bossu devant et bossu derrière. C'est là une forme typique que seule l'acromégalie réclame pour elle.

Le thorax des syringomyéliques, « *le thorax en ba-*

teau », est bien particulier, sa forme est bien distincte de toutes celles qu'on a signalées jusqu'ici dans les différentes déformations thoraciques qui ont été étudiées. Il nous reste, en recherchant sa pathogénie, à montrer que c'est bien une déformation d'origine ostéopathique, et que ce n'est pas seulement la conséquence de la scoliose ou de l'atrophie musculaire portant principalement sur les pectoraux.

CHAPITRE IV

PATHOGÉNIE

La forme si particulière du thorax chez certains syringomyéliques n'avait pas été sans frapper les observateurs. Mais elle a été en général regardée comme subordonnée aux lésions de voisinage, sans relation directe avec l'affection nerveuse présentée par les malades. Nous voulons montrer maintenant qu'elle est un symptôme au même titre que la scoliose par exemple, qu'elle n'est pas seulement une apparence due, soit à la saillie en avant des épaules, soit à la disparition des muscles pectoraux atrophiés, qu'elle n'est pas davantage la résultante de la déformation du rachis, mais qu'elle existe pour son propre compte, ne relevant que d'un seul facteur, la lésion médullaire.

Déjà la constance de la déformation, la régularité de sa disposition et surtout ce fait qu'elle est absolument différente des autres déformations du thorax, ainsi que nous l'avons montré au chapitre du diagnostic, voilà un faisceau d'arguments en faveur de la thèse que nous soutenons.

Il nous faut maintenant discuter les deux objections qui se présentent en ces termes : le thorax en bateau n'est que le résultat de l'atrophie des pectoraux, le thorax en bateau est directement subordonné à la scoliose.

C'est dans une erreur de ce genre qu'est tombé M. Dejerine quand, décrivant précisément la cage thoracique d'un de nos malades, dont il a publié l'observation en 1889, il n'attachait aucune importance à sa déformation, n'y voyant nullement un trouble trophique spécial. Nous citons textuellement le passage où M. Dejerine fait allusion au thorax de Gav... « Les moignons des épaules, dit-il, sont portés en avant et contribuent à donner à la partie supérieure de la poitrine « une forme de carène, « déformation qui est due bien plus à une saillie en avant « des épaules et des clavicules, qu'à un enfoncement « véritable du sternum... Les grands pectoraux, si l'on « ne tient compte du volume de la région, parais-« sent peu touchés ; ils sont en réalité très atrophiés « et la palpation permet de constater qu'il existe sur-« tout de l'adipose ».

Tel n'est pas notre avis, du moins tel n'est pas aujourd'hui, neuf ans après la description de M. Dejerine, l'aspect présenté par Gav... Reportons-nous, en effet, à l'observation qui le concerne. D'une part, nous y voyons que son thorax présente véritablement une dépression, un enfoncement de la région sternale supérieure, nos tracés en font foi, et non pas seulement une apparence due à la saillie en avant des épaules et des clavicules; d'autre part, nous n'avons pas trouvé que les pectoraux fussent atrophiés autant que le laisserait supposer la description de M. Dejerine. Nous les avons examinés avec le plus grand soin, M. Marie a bien voulu les examiner à son tour, et nous voyons que le muscle grand pectoral gauche est bien conservé : tout au plus peut-on admettre, et encore est-ce bien peu de chose, que la partie supérieure de ce muscle est relativement moins développée que le reste du muscle, mais nous n'oserions pas dire qu'elle est atrophiée. Quant au muscle grand pectoral droit, il a conservé son faisceau claviculaire parfaitement intact, nullement diminué de volume ; il n'en est pas de même, il est vrai, de ses faisceaux inférieurs : ceux-ci sont légèrement atrophiés. Comme on le voit, nous trouvons d'un côté une atrophie ne portant que sur quelques faisceaux du seul pectoral et de l'autre côté une déformation thoracique des plus manifestes ; il nous est donc impossible de souscrire à l'idée de M. Dejerine et de faire de l'atrophie musculaire, la seule et unique réelle lésion. D'ailleurs, ce que nous avons chez Gav..., nous le retrouvons chez nos autres syringomyéliques, aucun d'eux n'a assez d'atrophie des pectoraux pour expliquer la forme en bateau de son thorax ; chez tous les trois la même phrase résume l'état de la musculature pectorale : « les deux muscles grands pectoraux sont normaux, les faisceaux claviculaires seuls sont *très légèrement* atrophiés », et cela aussi bien chez Van de P..., dont le thorax, on se le rappelle, présente un creux de 5 centimètres et demi, que chez les autres ; comment, dès lors, attribuer à cette atrophie à peine sensible, de telles déformations ?

Mais peut-être, dira-t-on, que nous n'avons pas su reconnaître la disparition de la fibre musculaire plus ou moins masquée par la prolifération conjonctive ou graisseuse ? A cela nous répondrons par le résultat des recherches suivantes : nous avons examiné les thorax de trois malades atteints de myopathie et chez lesquels l'atrophie des pectoraux était indiscutable ; pas plus chez l'un ou l'autre des deux frères Arthur et Léopold Mul..., où il n'y a pour ainsi dire plus aucune trace de ces muscles, que chez Mah... qui en a une disparition seulement partielle, nous n'avons trouvé le thorax en bateau ; leur poitrine est plate, leurs épaules sont en saillie ; mais comme nous l'avons indiqué au chapitre du diagnostic, il n'y a rien là qui ressemble à l'excavation caractéristique de la déformation que nous décrivons. Et, pour qu'il n'y ait aucun doute à cet égard, nous avons pris les tracés de ces thorax à la lame de plomb et il est facile, en les comparant aux tracés de nos malades, de faire la différence.

Fig. 10. — Mul.... (Arthur), trente-cinq ans. Myopathie. Tracé pris à 2 centimètres au-dessous de la fourchette sternale.

Fig. 11. — Mul... (Léopold), trente-trois ans. Myopathie. Tracé pris à 2 centimètres au-dessous de la fourchette sternale.

Fig. 12. — Mah..., vingt-quatre ans. Myopathie. Tracé pris à 2 centimètres au-dessous de la fourchette sternale.

Nous aurons recours à une argumentation de même ordre pour répondre à la seconde objection, et démontrer que ce n'est pas à cause de la scoliose rachidienne que le thorax s'est déformé en avant.

S'il est vrai que la scoliose est notée chez nos quatre malades, et nous aurons à revenir sur ce point quand nous rattacherons à ce même trouble trophique toutes les déformations du squelette thoracique; cette scoliose est loin d'être de même intensité dans tous les cas. Chez Gav..., elle est assez prononcée; ce malade est très voûté, sa colonne cervicale et dorsale supérieure est fortement incurvée, avec convexité à gauche; chez Prév..., la scoliose cervico-dorsale, également à convexité gauche, avec courbure de compensation dorso-lombaire, est beaucoup moins accentuée; il en est de même chez Gall..., tandis que, chez Van de P..., elle est plus marquée. Est-ce à dire pour cela qu'il y a un rapport direct entre l'intensité de la déviation rachidienne et la profondeur du thorax en bateau? Nullement; et ici, les preuves s'accumulent.

En effet, chez les syringomyéliques mêmes, nous trouvons des scoliotiques à courbures extrêmes, qui n'ont nulle trace d'excavation pectorale. C'est ainsi qu'Hallion ne signale pas cette déformation dans l'observation de Balth..., où les troubles rachidiens atteignent l'extrême limite de la difformité. C'est ainsi que nous avons pu nous-même, dans le service de M. Marie, observer six cas de syringomyélie sans déformation en bateau, dont quatre comportaient des scolioses ou des cypho-scolioses marquées. Nous n'avons pas voulu, d'ailleurs, nous en tenir aux scolioses des syringomyéliques. Si la déformation du thorax était une simple conséquence de la déviation rachidienne, on la retrouverait dans tous les cas où celle-ci existe, quelle que soit sa nature. Nous donnons ici une série de tracés pris dans les cas les plus divers de scoliose nette, et dans aucun nous ne retrouvons la forme en bastion qui caractérise la courbe de nos syringomyéliques à thorax en bateau. On peut, d'ailleurs, déjà se reporter aux tracés précédents, qui reproduisent le thorax des myopathiques dont le grand pectoral a disparu; deux d'entre eux, les deux Mul..., ont une scoliose prononcée. Les tracés qui suivent proviennent d'un mal de Pott dorsal, d'un rachitique, d'un individu atteint de maladie de Friedreich, d'un thorax en entonnoir, dont nous tenons à donner le tracé au niveau de la dépression, mais en notant que celle-ci siège au niveau de la région mammaire, plus bas que la dépression type que nous étudions, et enfin, d'un homme atteint de scoliose infantile.

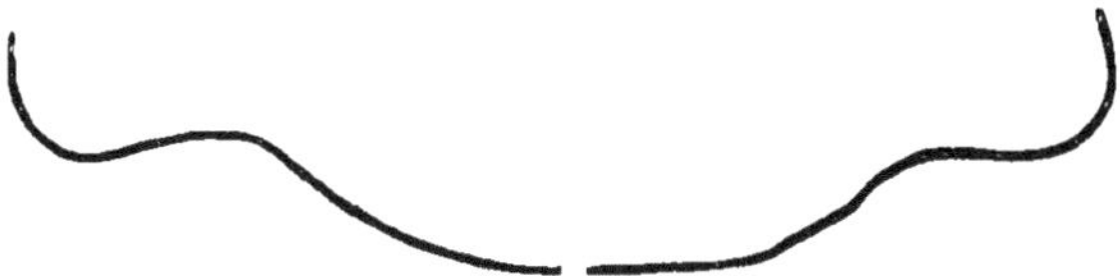

Fig. 13. — Fourn..., soixante ans. Mal de Pott dorsal. Scoliose. Tracé pris à 2 centimètres au-dessous de la fourchette sternale.

Fig. 14. — Bach..., soixante-sept ans. Rachitisme. Scoliose. Tracé pris à 2 centimètres au-dessous de la fourchette sternale.

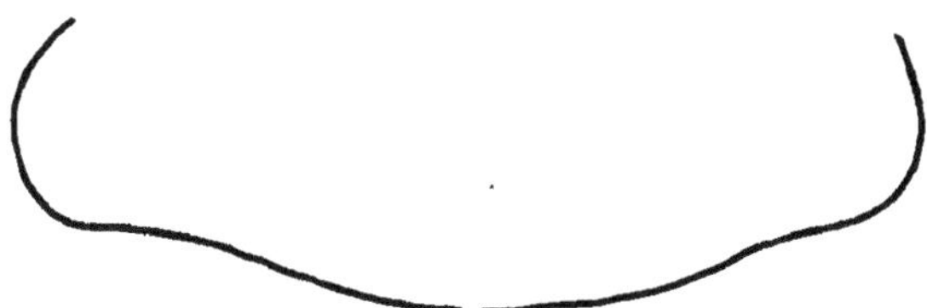

Fig. 15. — Haud..., trente-cinq ans. Maladie Friedreich. Scoliose. Tracé pris à 2 centimètres au-dessous de la fourchette sternale.

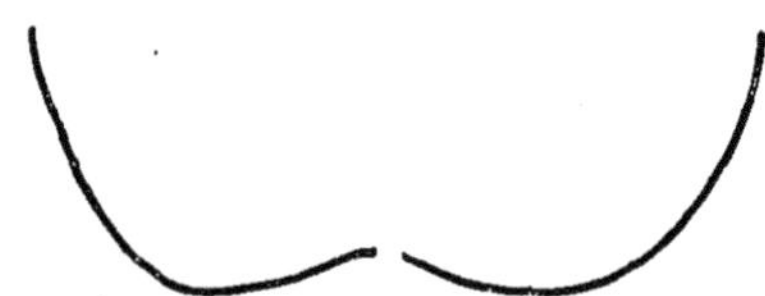

Fig. 16. — Arnob..., quarante-deux ans. Thorax en entonnoir. Tracé pris à hauteur de la ligne intermammaire.

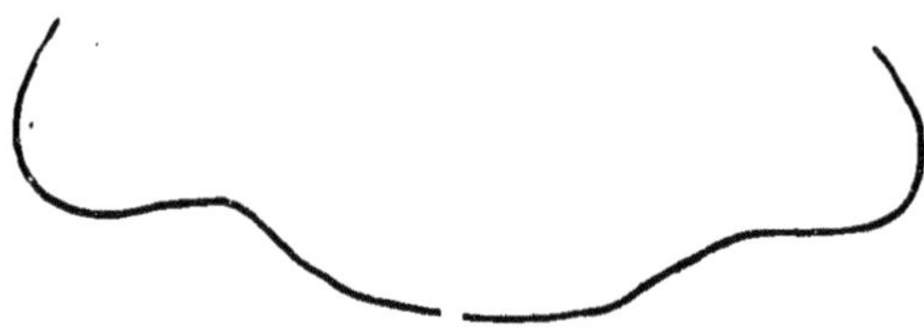

Fig. 17. — Lal..., soixante et onze ans. Scoliose infantile. Tracé pris à 2 centimètres au-dessous de la fourchette sternale.

Nous avons choisi ces affections comme types de scoliose, parce que, au moins pour quelques-unes, nous devons supposer des lésions de la moelle; cela ne peut faire de doute pour notre Friedreich, cela est encore probable pour notre scoliose infantile [1]. Rappelons, en effet, les cas que Klippel a décrits. C'est le résumé de deux autopsies concernant des malades atteints de scoliose datant de l'enfance, chez lesquels on a trouvé des lésions de la moelle caractérisées par une déformation asymétrique des cornes antérieures, ces lésions siégeant précisément dans les régions médullaires correspondant aux régions rachidiennes déviées. Dans un cas, des lésions médullaires très analogues correspondaient à des pieds-bots, avec atrophie des membres inférieurs; de sorte qu'il semble logique de rapprocher les difformités et les lésions nerveuses.

1. Klippel. Des lésions de la moelle dans la scoliose de l'enfance. *Gazette hebdomadaire*, 18 mars 1891, n° 3, p. 250.

Nous reviendrons bientôt sur ce point. Contentons-nous, pour l'instant, de noter que nulle part Klippel ne fait allusion à une dépression de la région antérieure de la cage thoracique. La colonne vertébrale présente, dans le premier cas, deux courbures très accusées, suivant le sens latéral : la première présente sa convexité à gauche, elle occupe la partie supérieure de la région dorsale; la deuxième présente sa convexité à droite, et répond à la région dorsale moyenne et inférieure. Les côtes sont fortement déviées, irrégulières, présentant des angles très saillants en arrière. *Le sternum est repoussé en avant et également dévié.* Dans le deuxième cas, la scoliose est très prononcée; la colonne vertébrale dorsale est déviée latéralement, de manière à décrire une courbe dont la convexité regarde à gauche et en arrière. La colonne cervicale décrit une légère courbe à convexité droite. La cage thoracique est irrégulière, les côtes faisant saillie en arrière et étant déprimées en avant.

Les moelles, examinées, se sont montrées anomales; il y avait une atrophie unilatérale de la corne antérieure de la moelle dorsale, et, dans un cas, atteignait aussi la région cervicale. Cette atrophie était assez marquée pour entraîner une asymétrie manifeste entre les deux côtés de la moelle. Quels que soient, du reste, les rapports entre cette lésion et la scoliose infantile, un fait persiste: c'est que, ni dans ce cas, ni dans les autres d'ordres très divers, on n'a jamais signalé que la déviation rachidienne entraînât à sa suite le thorax dit « en bateau ».

Pour nous, nous pensons qu'il faut envisager autrement la question, et dire que scoliose et thorax en bateau sont, au même titre, des troubles trophiques, tous deux conséquence directe de la lésion syringomyélique, tous deux monnaie d'une même pièce. C'est ce que nous voudrions montrer maintenant.

Nous ne reviendrons pas sur les faits que nous avons

signalés au début de cette étude, montrant partout le système nerveux lésé à côté des troubles osseux. Qu'il s'agisse des hyperostoses congénitales étudiées par Barwell, par Trélat et Monod, traitées par Morton par l'élongation du nerf sciatique; qu'il s'agisse de la maladie de Paget, où la lésion de la corne antérieure de la moelle a été constatée par MM. Gilles de la Tourette et Marinesco; qu'il s'agisse d'une ostéopathie, au cours des affections du cerveau, chez les hémiplégiques, des affections de la moelle chez les tabétiques, au cours même des affections des nerfs périphériques trouvés atteints par MM. Pitres et Vaillard dans l'arthrite déformante progressive, partout la clinique et l'anatomie pathologique ont confirmé les vues déjà anciennes de Schiff, présentant à l'Académie des Sciences, en 1854, les dystrophies osseuses résultant de la section expérimentale des nerfs chez les animaux.

Ce qui est vrai pour les membres et admis par tous les auteurs, est vrai aussi, nous avons essayé de le prouver, pour la colonne vertébrale, qui doit toujours ses déviations à un trouble trophique dont la cause réside dans le névraxe, et cette conclusion est aussi celle à laquelle arrive Klippel, à propos des deux cas de scoliose infantile que nous avons rapportés plus haut, d'après cet auteur. Pourquoi n'en serait-il pas de même de la déformation de la cage thoracique, du thorax en bateau?

Plusieurs considérations confirment cette manière de voir. Et d'abord, le thorax en bateau n'existe pas chez tous les syringomyéliques, comme les autres troubles trophiques, si communs dans cette affection; il apparaît chez certains individus, il ne se constate pas chez d'autres, et, sur dix syringomyéliques que nous avons eu l'occasion d'observer, depuis que nous avons entrepris des recherches à ce sujet, nous ne l'avons trouvé que quatre fois. Il ne dépend donc pas de l'affection elle-même, de la syringomyélie en tant qu'entité morbide, mais sans doute seulement de la localisation des lésions au cours de celle-ci.

Peut-on trouver dans les autres symptômes de la série syringomyélique présentés par ces quatre malades un groupement de signes qui retrouvés chez chacun d'eux nous permettra d'y reconnaître peut-être quelque relation avec le thorax en bateau? Autrement dit, est-ce toujours la même forme de syringomyélie qu'offrent les individus dont le thorax s'est creusé en bateau? Pour notre part, nous ne pouvons nous empêcher de relever les deux faits suivants : d'une part, la fréquence des lésions osseuses chez eux, d'autre part, la présence constante de l'atrophie des petits muscles des mains.

Tous les quatre ont une scoliose manifeste, et cette scoliose, évidemment trouble osseux, est assez marquée chez Van de P... Celui-ci, du reste, a le système osseux particulièrement frappé : il a été réformé lors de son tirage au sort, pour sa petite taille, il a été opéré d'un *genu valgum* en 1888, son thorax, outre l'excavation en bateau, est saillant sur la partie latérale droite, tandis qu'il est aplati à gauche, etc. Gall... a eu une fracture simple de la clavicule gauche et une fracture simple de la clavicule droite, ces fractures se sont mal consolidées et ont laissé à leur suite des cals volumineux; de plus, on remarque, chez ce malade, une exostose sternale volumineuse, qui se développe encore maintenant; Gav... a les phalangettes de la main droite gonflées en massue; de deux côtés, il y a un gonflement sensible des extrémités inférieures du radius et du cubitus, enfin, il existe une exostose du cubital gauche. Quant à Prév.., outre une légère exostose de l'articulation chondro-sternale de la troisième côte droite, outre une dépression en entonnoir, formée aux dépens du sternum, juste sur l'axe de celui-ci et au niveau de la ligne intermammaire, il présente des troubles singuliers de l'ossification des doigts de la main droite; nous avons déjà appelé l'attention sur cette main, que M. Marie a étudiée avec grand soin, et a prise comme type de « chiromégalie » à opposer à l'acromégalie avec laquelle certains auteurs voulaient la confondre.

Quant à l'atrophie des petits muscles des mains, que nous rencontrons plus ou moins accentuée, chez les quatre malades qui présentent le thorax en bateau, elle mérite également que nous nous y arrêtions un moment. On sait en effet que les syringomyéliques présentent des aspects divers de leurs mains. Tantôt ce sont des lésions mutilantes qui vont depuis les ulcérations plus ou moins profondes du panaris analgésique, jusqu'aux amputations complètes des phalanges, c'est la main de Morvan; tantôt les mains sont simplement pendantes, rappelant l'aspect des mains de la paralysie infantile, lorsque les lésions ont porté sur le renflement cervical; tantôt les mains présentent cet aspect si particulier, que M. Marinesco a heureusement dénommé « mains succulentes », les contours de toutes leurs portions sont arrondis, il semble que le métacarpe et les doigts bleuâtres, cyanosés, bouffis, gorgés de suc, sans rides et sans plis, soient le siège d'une infiltration œdémateuse, et cependant, la pression du doigt n'y provoque aucun godet persistant. Tantôt enfin, et c'est là ce que nous observons chez nos malades, la disparition progressive des petits muscles des gouttières métacarpiennes, l'atrophie des muscles adducteurs du pouce, dont le métacarpien se trouve reporté sur le même plan que ceux des quatre autres doigts, la prédominance d'action des muscles de l'avant-bras donnent aux mains des syringomyéliques l'aspect connu sous le nom d'atrophie musculaire du type Aran-Duchenne. Nous avons déjà fait allusion à la singulière dispersion de l'ancienne atrophie musculaire progressive; l'aspect si bien décrit par Duchenne, du membre atteint d'atrophie, n'en conserve pas moins sa réalité, et nous le retrouvons ici. Mais ce n'est pas sur la régularité de ce type que nous voulons insister, d'autant que nos observations montrent, au contraire, quelques anomalies de celui-ci, mais seulement sur l'existence de ce trouble trophique qui se caractérise par la fonte des muscles, et non seulement des muscles de la main, mais aussi de ceux du reste du membre.

Nous sommes donc en droit de conclure qu'il y a chez les malades atteints de syringomyélie et présentant le thorax en bateau un ensemble de signes, toujours les mêmes, et que ces signes étant d'ordre trophique, il est naturel de penser, raisonnant par analogie avec les autres déformations osseuses des membres et du tronc que nous nous trouvons ici en présence d'une altération d'ordre purement trophique. Quant à la question de savoir si ce trouble est dû à une altération des conducteurs centrifuges de ce que l'on a appelé le neurone moteur périphérique, ou bien au contraire à une altération simplement sensitive des conducteurs centripètes ne sachant plus renseigner les centres actifs sur les besoins nutritifs des parties périphériques, nous ne voulons pas le trancher ici. Qu'il nous suffise de dire que nos malades n'ont jamais présenté de douleurs particulièrement intenses dans les régions déformées ou dans les régions voisines, que du moins ils n'ont pas attiré l'attention sur elles, et que, d'autre part, il ne semble pas que les troubles de sensibilité à ce niveau soient particulièrement notables, mais l'exploration de la sensibilité ne saurait porter que sur les téguments.

Quoi qu'il en soit, la nature de la déformation thoracique que nous étudions sous le nom de « *thorax en bateau* » ne nous paraît pas douteuse, elle est le résultat d'un trouble trophique, et le thorax en bateau mérite de prendre place parmi les symptômes propres de la syringomyélie à côté des autres altérations du squelette.

CONCLUSIONS

Parmi les troubles osseux que présentent les syringomyéliques, et en outre des déformations du squelette déjà étudiées chez ces malades, il existe parfois une dépression limitée du thorax qui mérite à celui-ci le nom de « *thorax en bateau* ».

Le thorax en bateau est caractérisé par une dépression de la partie supérieure de la paroi antérieure du thorax, cette dépression se relève sur les parties latérales et les épaules semblent ainsi ramenées en avant; elle siège toujours au-dessus de la ligne horizontale passant par le bord inférieur des grands pectoraux.

Son diagnostic est facile : le thorax en bateau ne ressemble à aucun des thorax décrits jusqu'ici comme thorax déformé. Il existe par lui-même, n'est subordonné ni à l'atrophie des pectoraux, ni à la scoliose; c'est un trouble trophique analogue à ceux qui frappent les autres parties du squelette dans la syringomyélie.

Cette déformation ne provoque aucun trouble viscéral fonctionnel, mais elle constitue un symptôme intéressant de la syringomyélie, et nous fournit un nouvel élément de diagnostic.

OBSERVATIONS

Observation I (personnelle).

Gav... (Frédéric), âgé de soixante-treize ans, ciseleur, entré à Bicêtre en 1868.

Antécédents héréditaires. — Père mort à soixante-dix ans d'un eczéma (?); mère morte à cinquante-sept ans du choléra (1852).

Huit enfants dans la famille : deux morts en bas âge autres morts aussi sauf une sœur.

Pas d'atrophie musculaire, ni de maladies nerveuses dans la famille.

Antécédents personnels. — Rougeole vers l'âge de huit ans. Pas d'autres maladies. Pas de syphilis.

La maladie actuelle a débuté vers 1848. Le malade se voûtait peu à peu et se plaignait de faiblesses dans les mains. A cette époque, en portant des gamelles pour la garde nationale, il se brûla fortement les mains sans ressentir de douleur. Il continuait cependant à travailler de son métier de ciseleur, mais avec moins d'habileté.

En 1849, il entre à l'Hôtel-Dieu pour impotence fonctionnelle des mains. Il ne pouvait plus les ouvrir, mais il pouvait encore porter un seau contenant 5 litres d'eau.

Après avoir séjourné dans différents hôpitaux, où il eut l'occasion d'être soigné par Duchenne (de Boulogne), il entra à Bicêtre parce qu'il ne pouvait plus subvenir à ses besoins.

Depuis qu'il est entré à Bicêtre, il a perdu l'usage de ses deux mains et peut à peine arriver à se nourrir lui-même.

Ne s'est jamais plaint de troubles des organes intra-thoraciques.

Etat du malade en janvier 1889 (Observation publiée par M. Dejerine [1]). — « Homme de petite taille, paraissant bien portant et présentant les déformations suivantes : Le malade est très voûté; les colonnes, cervicale et dorsale supérieure, sont fortement incurvées en avant, la tête est enfoncée entre les épaules, le menton fortement rapproché du sternum. Les moignons des deux épaules sont portés en avant et contribuent à donner à la partie supérieure de la poitrine une « *forme de carène* », déformation qui est due, bien plus à une saillie en avant des épaules et des clavicules, qu'à un enfoncement véritable du sternum. Les creux sus-claviculaires sont très profonds surtout à gauche. Les régions mammaires envahies par la graisse simulent des seins de femme...

« Les deltoïdes sont diminués de volume, surtout à gauche; leur segment postérieur est plus près que les autres.

« Les grands pectoraux, si l'on ne tient compte du volume de la région, paraissent peu touchés; ils sont en réalité très atrophiés, et la palpation permet de constater qu'il existe surtout de l'adipose. Le biceps, et le triceps droits sont fortement atrophiés et ont une force peu considérable. »

Etat actuel (février 1897). — C'est un homme petit, corpulent, au ventre gros. La partie inférieure du thorax est très adipeuse.

On ne remarque rien de particulier à la face, dont aucune partie n'est atrophiée.

Thorax. — La partie antérieure et supérieure du thorax est fortement enfoncée. La concavité décrite par cet enfoncement présente une courbe tout à fait régulière, qui semble appartenir à un segment de cercle.

La flèche la plus profonde est de 32 millimètres. La partie la plus déclive se trouve au niveau de la ligne médiane du sternum. Mais comme les épaules du malade sont remontées et la partie antérieure du cou au contraire abaissée, le point le plus déclive ne correspond pas à la fourchette sternale mais à 25 millimètres au-dessous de celle-ci. De même les clavicules

1. Dejerine. *Société médicale des hôpitaux*, 22 févr. 1889.

ne se trouvent pas dans le point de plus grand enfoncement : leur bord inférieur est à 25 ou 30 millimètres de celui-ci.

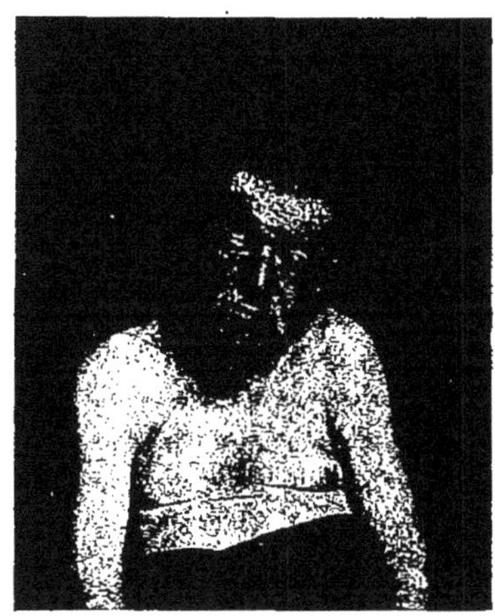

Fig. 18. — Gav...

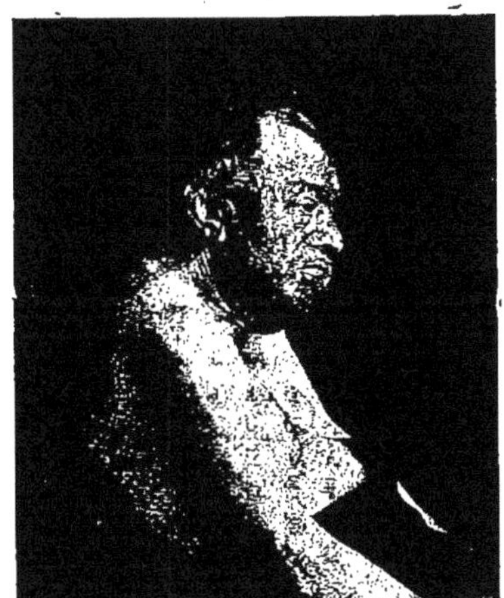

Fig. 19. — Gav...

Fig. 20. — Gav... Syringomyélie. Thorax en bateau.
Tracé pris à 2 centimètres au-dessous de la fourchette sternale.

Chez ce malade le *grand pectoral droit* est en partie disparu, du moins pour sa partie inférieure. Le faisceau sternal du grand pectoral droit est parfaitement conservé. Il en est de même du *deltoïde*, sauf en avant. A *gauche, le grand pectoral* est bien conservé, peut-être le faisceau claviculaire est-il très légèrement atteint. Le *deltoïde* gauche est légèrement atrophié. Il existe une adipose assez forte de la région mammaire. Les mouvements imprimés aux membres thoraciques et la réaction électrique, à l'aide de courants faradiques, montrent qu'il ne s'agit pas là d'une atrophie très considérable.

La concavité de la face antérieure de la poitrine n'est guère manifeste que sur les 7 ou 8 centimètres supérieurs du thorax, c'est-à-dire jusqu'au pli d'attache du bras avec la poitrine dans la région axillaire, au-dessous d'une ligne passant par ce point, le thorax (face antérieure) prend une forme ordinaire.

On remarquera que chez ce malade il existe une *scoliose* assez prononcée. La convexité de cette scoliose est à gauche. La partie postérieure droite du thorax est saillante, et il y a une inclinaison assez forte du cou en avant et à gauche.

Rien de particulier du côté des organes intra-thoraciques. Pas de gêne respiratoire. Pouls 60, petit, régulier; les bruits du cœur sont sourds. La pointe du cœur bat à 1 centimètre au-dessous et en dedans du mamelon gauche.

Motilité. — A. *Membres supérieurs.* — Paraplégies cervicales. Légères flexion des avant-bras sur le bras. Le malade ne peut arriver à lever ses mains jusque sur sa tête, mais il peut fléchir les coudes et faire quelques mouvements limités des doigts suffisants pour lui permettre de porter sa nourriture à sa bouche, mais par suite d'artifices fixant la cuiller à sa main, car il ne peut saisir avec les doigts.

Les mains paraissent toutes deux gonflées et gorgées de suc (« *main succulente* » de Marinesco); leur peau est lisse. Les ongles sont intacts. La phalange terminale des doigts est gonflée en massue et les parties molles à ce niveau constituent une espèce de bourrelet. Pas trace de panaris. Les épiphyses radiales et cubitales sont un peu augmentées de volume; contraction fibrillaires dans les membres supérieurs.

1° *Droit.* — Le deltoïde est légèrement atrophié en avant. Le biceps et le triceps sont aussi atrophiés, ce dernier d'une manière plus notable. Le long supinateur et les fléchisseurs en particulier sont très réduits de volume. Les extenseurs sont bien conservés.

Sur le cubital, à la réunion du tiers supérieur et des deux tiers inférieurs, existe une hyperostose du volume d'un œuf de pigeon, à grand axe longitudinal, datant de 1852. Elle fut diagnostiquée non épileptique par Ricord. Le malade a été dernièrement examiné aux rayons Rœntgen, et l'on a constaté qu'il avait eu autrefois une fracture du cubitus autour de laquelle s'est formée cette hyperostose.

La main, d'une manière générale, est normale. Les quatre

derniers doigts sont rapprochés les uns des autres : leur flexion est impossible. Le malade ne peut ramasser un objet, pas même le tenir dans ses mains. Il peut écarter les doigts, mais ne peut résister beaucoup à leur rapprochement forcé. La première phalange du pouce est en hyperextension sur son métacarpien. L'extension des doigts et du poignet est encore possible.

A la face palmaire, on constate que l'éminence thénar seule est un peu atrophiée.

2° *Gauche*. — Le deltoïde et le biceps sont légèrement atrophiés; le triceps l'est un peu plus. Atrophie des muscles de la face antérieure de l'avant-bras; ceux de la face postérieure sont moins atteints.

L'extension des doigts et du poignet est encore possible.

La main a la même attitude qu'à gauche. Le pouce est en extension forcée, écarté de l'axe de la main, et son métacarpien est sur le même plan que les autres.

Les doigts sont en extension, leur extrémité est légèrement fléchie. La flexion du pouce et des deux premiers doigts est absolument impossible. L'auriculaire et l'annulaire peuvent un peu se fléchir.

Il existe une très grande laxité de l'articulation métacarpo-phalangienne de l'index, qui permet de renverser presque complètement le doigt dans tous les sens (sauf la flexion). La phalange de l'index est en extension, la phalangine et la phalangette en flexion. L'articulation de la phalange est un peu augmentée de volume.

Bc. *Membres inférieurs*. — Il n'y a nulle part d'atrophie musculaire ni de contracture. Le malade marche très bien (vu son grand âge), mais perd l'équilibre au moindre choc. Réflexes patellaires exagérés, surtout à droite.

Sensibilité. — Dissociation syringomyélique typique : ne sent ni le froid ni le chaud, mais une mouche l'agace. A eu souvent des phlyctènes de brûlures aux mains sans s'en rendre compte.

1° *Spéciale*. — La vue, l'ouïe, le goût, l'odorat sont normaux.

Pupilles normales réagissant bien à la lumière et s'accommodant à la distance.

2° *Tact*. — Sensibilité au tact, normale à la face, au tronc et sur les trois segments des membres supérieurs.

3° *Douleur.* — La sensibilité à la douleur, explorée au moyen d'épingles, dénote une altération complète de cette sensibilité dans les deux bras et dans la partie supérieure du tronc, en avant et en arrière. Au-dessous d'une ligne passant à hauteur des mamelons, le malade sent les piqûres. Au-dessus de cette ligne, le malade sent bien qu'on le touche, mais ne ressent aucune douleur.

Le malade est insensible à la douleur sur toute la moitié droite de la tête.

4° *Froid et chaud.* — Le malade ne sent ni le froid ni le chaud dans toutes les régions où la sensibilité à la douleur est abolie. En outre, il ne sent ni le froid ni le chaud sur le côté gauche de la tête. S'il ne sent pas les différentes températures, il sent toutefois très bien qu'on le touche avec différents objets, fussent-ils froids ou chauds. Une température de 60 degrés est sentie à la longue aux avant-bras.

Observation II (personnelle).

Van de P... (Isidore), âgé de trente ans, menuisier. Entré à Bicêtre le 5 septembre 1892.

Antécédents héréditaires. — Père vivant, ayant eu de très nombreuses bronchites et une fluxion de poitrine. Mère vivante, bien portante.

Deux frères et deux sœurs bien portants. Une troisième sœur est morte à onze ans des suites d'une attaque d'épilepsie.

Pas de maladies nerveuses ou mentales dans la famille et les collatéraux.

Antécédents personnels. — A l'âge de cinq ans, a eu ce qu'il appelle « une inflammation d'intestins », laquelle aurait été due à l'ingestion de chair à saucisse crue. On dut, à la suite de cet accident, le sonder pendant sept à huit mois.

Dans la suite, à part de violents et fréquents maux de tête, qu'une vive lumière exagérait, il aurait été bien portant.

Pas de troubles gastriques.

Il fut réformé au conseil de revision pour sa petite taille : il a actuellement 1m,64.

Vers l'âge de vingt et un ans, il s'aperçut que ses genoux se portaient en dedans et les pieds en dehors, au point que ses genoux se frottaient l'un contre l'autre; les jambes étaient à demi fléchies sur les cuisses.

Le 21 juillet 1888, il fut opéré par Péan pour un genu valgum. Pas d'accidents opératoires; mais depuis lors il n'a jamais marché : avant l'opération il se traînait encore un peu.

Le malade est resté neuf mois à Saint-Louis. Pendant ce séjour, il a remarqué que sa main gauche se fermait spasmodiquement, quoique étant au repos. A certains moments, quand il voulait se servir de cette main pour prendre quelque chose, il la voyait se fermer avec plus de force encore.

Les mêmes phénomènes se sont produits à droite, sans qu'il puisse préciser leur date d'apparition.

Van de P... est entré à Bicêtre le 5 septembre 1892. Peu de temps après son entrée, il fut pris à plusieurs reprises de syncopes ayant les allures de crises épileptiformes : sensation d'étouffement rétrosternal, les yeux se retournent, perte de connaissance, morsures de la langue.

Le 20 mai 1896, il a été, sans cause appréciable, pris d'étourdissements qui ont duré quelques minutes à peine. A partir de ce moment il éprouva au niveau de l'épigastre une lourdeur, une sorte de gonflement qui montait jusque dans la région sternale. Ne peut rien avaler pendant plusieurs jours. Perte d'appétit. Céphalalgie. Pouls 88, régulier, petit. Respiration 42 par minute. Pas de bruits anormaux du cœur, mais claquements valvulaires assez forts. La respiration s'entend assez mal au sommet; timbre légèrement soufflant et égophonique aux deux bases. — *Etat actuel* (février 1897). Etat de santé assez florissant. Le malade est toujours couché et ne peut se mettre de lui-même sur son séant.

Il présente au-dessus de l'arcade sourcilière droite, vers le point d'émergence du nerf frontal, une cicatrice de 2 à 3 centimètres de long, qui proviendrait d'un coup de pied de cheval reçu à l'âge de sept ou huit ans. A la suite de ce coup de pied, il a perdu connaissance pendant trois quarts d'heure. Pas d'autres suites.

Aplatissement assez marqué de la partie antérieure des joues. Les lèvres sont parfaitement closes à l'état de repos. En aucun point il n'existe de contractions fibrillaires de la face.

La langue a un volume normal. Elle est animée par une série de petites ondulations analogues à celles qui rident la surface d'un liquide, mais sans tremblements, car elle ne change pas de place quand elle est tirée. La parole est un peu gênée quoique nette. Peut faire tous les mouvements de la langue, sauf peut-être de la creuser en gouttière. La déglutition se fait bien. Il lui arrive quelquefois, dit-il, que les liquides refluent par le nez.

Le cou est enfoncé dans les épaules et la tête légèrement penchée en avant et à gauche. L'extension du cou est bonne, la flexion faible. Le sterno-mastoïdien gauche est très atrophié ; quand on lui fait contracter ces muscles, on remarque une série de mouvements qui ne sont pas, à proprement parler des mouvements fibrillaires.

Thorax. — La partie antérieure et supérieure du thorax est particulièrement excavée. Les moignons des épaules font saillie en avant, les seins sont plutôt gros.

La concavité décrite par le haut de la poitrine présente une courbe tout à fait régulière qui semble appartenir à un segment de cercle. La flèche la plus profonde de l'enfoncement est de 55 millimètres. La partie la plus déclive se trouve à 3 centimètres à gauche (gauche du malade), d'une perpendiculaire abaissée du milieu de la fourchette sternale et à 3 centimètres au-dessous d'une horizontale passant par la fourchette.

Cette concavité est manifeste sur les 7 à 8 centimètres supérieurs de la poitrine, c'est-à-dire jusqu'au pli d'attache des bras avec la poitrine dans la région axillaire. Au-dessous d'une horizontale passant par ce point le thorax (face antérieure) reprend une forme ordinaire.

La partie inférieure des *muscles grands pectoraux* est bien conservée à droite et à gauche et se contracte bien. Seuls les faisceaux claviculaires des deux côtés sont *légèrement* atrophiés. Le *deltoïde* gauche, qui est notablement atrophié, ne se contracte pas ; il en est de même à droite. Le *triceps* est normal à droite et à gauche.

On remarque une légère saillie de la tête claviculaire gauche.

Le malade a une scoliose cervico-dorsale, à convexité droite, assez peu marquée. La partie latérale droite du thorax est beaucoup plus saillante que la gauche. Cette convexité est surtout marquée dans la partie moyenne de la région dorsale. Le côté gauche du dos est plat.

La tête du malade est portée en avant. Les omoplates ne sont pas saillantes et ne se détachent pas du tronc quand il porte les bras en avant. La fosse sous-épineuse droite est un peu plus creuse que celle de gauche.

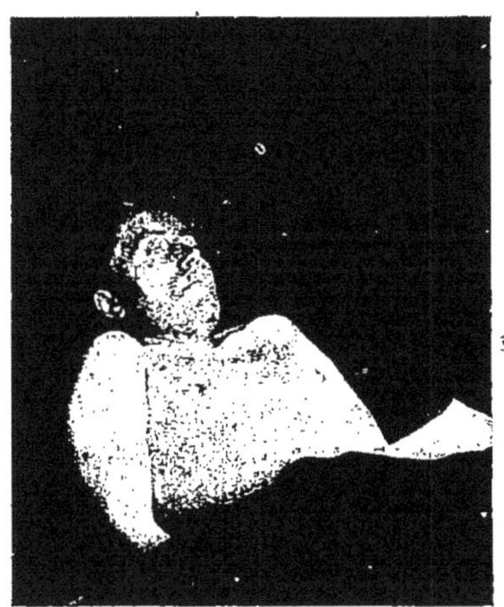

Fig. 21. — Van de P...

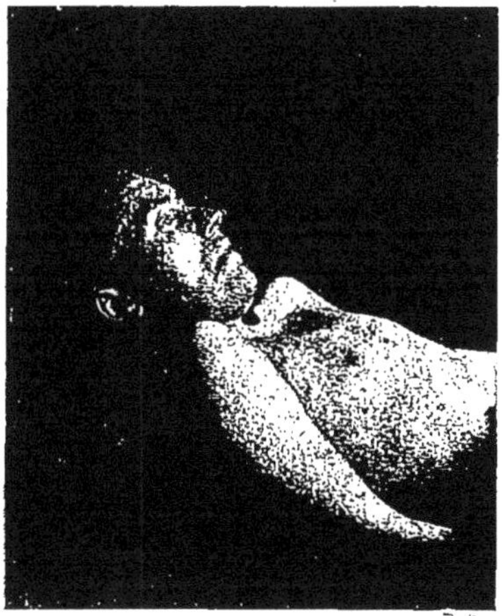

Fig. 22. — Van de P...

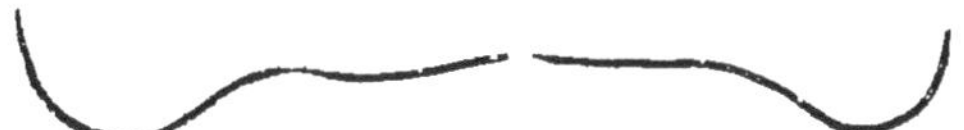

Fig. 23. — Van de P... Syringomyélie. Thorax en bateau. Tracé pris à 2 centimètres au-dessous de la fourchette sternale.

Les bruits du cœur sont sourds. Pouls, 72, régulier. Rien aux valvules du cœur dont la pointe bat à environ 2 centimètres au-dessous et en dedans du mamelon gauche.

Motilité.

A. *Membres supérieurs.* 1° *Gauche.* — Légère extension de la main sur le poignet. Les doigts sont en flexion forcée sur la face palmaire, le petit doigt même touche cette face.

Les doigts rapprochés sont en adduction forcée : le malade ne peut les écarter. Forte rétraction des fléchisseurs des doigts. On peut redresser les quatre doigts et les mettre dans la situation normale, mais ils reviennent immédiatement sur eux-mêmes, comme par un ressort. L'index est moins fléchi que les autres doigts. Le pouce aussi est en flexion, mais moins que l'index : les mouvements d'opposition et d'abduction sont impossibles.

Légère dépression des espaces interosseux dorsaux, surtout du premier espace.

A la face palmaire : atrophie des éminences thénar et hypothénar, de cette dernière surtout.

L'extension du poignet est bonne. La flexion est moins bonne et le malade résiste peu à l'opposition que l'on y fait.

Les mouvements de pronation et de supination sont beaucoup plus limités qu'à droite. Le relief du long supinateur est effacé. Le biceps est flasque. La musculature de la face antérieure du bras gauche est flasque et les mouvements de flexion de l'avant-bras sur le bras sont faibles. La musculature de la face postérieure est moins touchée, aussi le bras résiste-t-il mieux à une flexion forcée.

Les muscles de la ceinture scapulo-humérale sont atrophiés : le deltoïde (portion antérieure) surtout.

Les mouvements de rotation du bras en dedans et en dehors sont limités, le malade ne peut plus lever son bras gauche au-dessus de l'horizontale et c'est à peine s'il peut porter sa main gauche à sa bouche : l'abduction et l'adduction du bras sont limitées.

D'une manière générale, il y a une atrophie diffuse de tout le membre supérieur gauche portant sur les trois segments.

Les réflexes du poignet sont exagérés. Contractions spasmodiques dans le bras gauche.

2° *Droite.* — Les doigts sont en extension complète. La main, au point de vue de l'attitude, ne présente rien de spécial. Les espaces interosseux, surtout le cinquième, sont légèrement atrophiés. L'écartement des doigts se fait assez bien et le malade offre une résistance assez bonne à leur rapprochement, excepté pour l'annulaire. La flexion des doigts est bonne. Léger aplatissement des éminences thénar et hypothénar. Les mouvements de flexion et d'extension du poignet se font d'une manière normale, peut-être cependant sont-ils un peu plus faibles qu'ils ne devraient l'être.

Les mouvements de pronation et de supination de la main sont bons. Le relief du long supinateur est bien dessiné. La flexion et l'extension de l'avant-bras sur le bras se font normalement, de même que les mouvements du bras et de l'épaule.

Le réflexe du poignet est exagéré, mais moins qu'à gauche.

On ne trouve ni d'un côté ni de l'autre des troubles trophiques; il y a cependant un peu de striation longitudinale des ongles.

B. *Membres inférieurs.* — Le volume des cuisses n'est pas modifié. La jambe gauche est plus courte que la droite (résultat probable de l'opération dont il est parlé au commencement de l'observation). Clonus du pied plus marqué à gauche qu'à droite; pied varus équin plus marqué à gauche.

L'adduction des cuisses est bonne; l'abduction est impossible.

Le réflexe rotulien gauche est beaucoup plus fort que celui de droite qui est déjà exagéré. Pas de réflexe crémastérien.

Sensibilité. — Le sens musculaire est intact.

1° *Spéciale.* — Se plaint de voir quelquefois trouble. Pas d'asymétrie des axes oculaires. Pupilles normales et égales, réagissant bien à la lumière, un peu lentement peut-être.

Ouïe un peu plus faible à droite qu'à gauche.

Le goût et l'odorat sont normaux.

2° *Tact et douleur.* — L'anesthésie au toucher et à la douleur est très inégalement répartie sur tout le corps ; d'une manière générale la sensibilité est surtout abolie à droite; elle l'est aussi en certains endroits à gauche. Les principaux endroits où il existe de l'anesthésie sont le côté droit de la face et de la tête, l'oreille gauche, le cou en entier, la face externe des bras. Sent le toucher et la piqûre sur la partie antérieure et supérieure du tronc. Sensibilité diminuée sur la partie externe des cuisses et des genoux; elle est conservée à la face postérieure des membres inférieurs et aux pieds.

3° *Froid.* — Sent très bien le froid sur toute la face antérieure et postérieure du tronc. Il y a perte au contraire au niveau du moignon des épaules, à la partie supéro-externe des bras et à la partie droite de la face et du cou. Ne sent pas le froid au bras droit; sent légèrement au bras gauche. Il sent à peu près le froid aux membres inférieurs, mais avec diminution, surtout pour le côté droit.

4° *Chaleur.* — Anesthésie complète sur la tête, le cou, le membre supérieur droit, sauf à la paume de la main et à la partie avoisinante du poignet. Il en est de même au membre supérieur gauche; mais il sent à la face antérieure de l'avant-bras, tandis qu'à la paume de la main il sent très peu. Anesthésie complète à la face antérieure du tronc sauf dans la zone située à hauteur et entre les deux seins. Sent bien à la face externe des cuisses et pas à la face interne. La sensibilité à la chaleur diminue à mesure que l'on approche des pieds et cesse complètement à leur niveau. Anesthésie complète sur toute la face postérieure du tronc, les fesses, les cuisses et les jambes.

Observation III (personnelle).

Gall... (Amédée), âgé de cinquante-trois ans, employé à la Cie du Gaz. Entré à Bicêtre en 1886.

Antécédents héréditaires. — Père vivant; cérusier; accidents fréquents de saturnisme; alcoolique. Mère morte à cinquante-neuf ans, à la suite du siège. A la moindre contrariété, violentes attaques de nerfs qui semblaient avoir les caractères de l'hystérie.

Sept frères et sœurs bien portants.

Antécédents personnels. — Pas de convulsions. Rougeole à six ans.

A dix-huit ans, panaris douloureux de l'index gauche, à la suite d'une piqûre avec de la limaille de fer. Durée, 3 mois.

A vingt ans, ostéomyélite, pour laquelle Chassaignac pratique la désarticulation de la cuisse gauche. A la même époque, 2e panaris douloureux au pouce de la main droite, à la suite d'une piqûre avec un fragment de verre. Durée, 5 mois.

A vingt et un ans, commencement de panaris douloureux au pouce gauche.

Le 27 juillet 1873, le malade fut foudroyé dans la rue. Il en résulta une double fracture de la clavicule gauche et une fracture simple de la clavicule droite.

A vingt-sept ans, il s'aperçut qu'il venait de se brûler la main sans ressentir de douleur. A partir de ce moment, il remarque la disparition progressive de sa sensibilité.

A quarante-neuf ans, maladie de foie dont les principaux symptômes furent l'ascite, les douleurs abdominales, l'inappétence. Gall... est un alcoolique (délire, pituite, etc.).

Ne pouvant plus s'habiller, ni subvenir à ses besoins, il entre à Bicêtre en 1886.

Etat actuel (Février 1897). — Le malade est un homme de grande taille et de forte corpulence, paraissant jouir d'une bonne santé.

La tête, un peu enfoncée dans les épaules, est penchée en avant et à droite.

Thorax. — Lorsqu'on examine la poitrine, on constate que la partie supérieure est enfoncée et incurvée de droite à gauche, et en même temps aplatie d'avant en arrière et de bas en haut. Les seins sont gros et le ventre a considérablement augmenté de volume.

La concavité décrite par la partie antérieure et supérieure du thorax a la forme d'un arc de cercle un peu irrégulier. La flèche la plus profonde de l'enfoncement est de 15 millimètres. La partie la plus déclive se trouve à 9 centimètres à droite (droite du malade) d'une perpendiculaire abaissée du milieu de la fourchette sternale et à 3 centimètres au-dessus d'une horizontale passant par cette même fourchette.

On remarque une exostose sur la ligne médiane du sternum et à cinq centimètres au-dessous de la fourchette sternale. Cette exostose augmente peu à peu de volume, très lentement il est vrai.

La concavité est manifeste sur les 10 centimètres supérieurs de la poitrine. Le thorax à sa face antérieure, reprend sa forme normale à environ cinq centimètres au dessous d'une ligne passant par le pli d'attache des bras avec la poitrine dans la région axillaire.

Les muscles de l'épaule sont très légèrement atrophiés ; il en est de même des *grands pectoraux*, mais seulement pour les faisceaux claviculaires. Le côté droit est un plus atrophié. Tous ces muscles se contractent bien.

Le malade ne peut donner aucun renseignement sur la date approximative à laquelle la poitrine commença à s'enfoncer. Lorsqu'on lui désarticula la cuisse vers 1864, sa poitrine lui paraissait normale. Depuis, il porta des béquilles et ne put par cela même constater les progrès de l'affection.

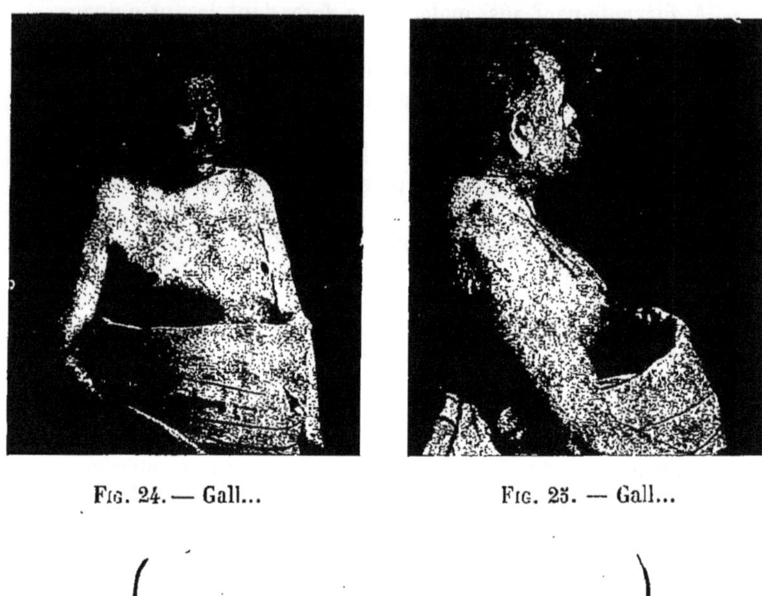

Fig. 24. — Gall...

Fig. 25. — Gall...

Fig. 26. — Gall... Syringomyélie. Thorax en bateau.
Tracé pris à 2 centimètres au-dessous de la fourchette sternale.

Aucune gêne de la respiration. Cœur normal. Pouls 64, presque imperceptible. Les bruits du cœur sont sourds. La pointe du cœur bat à 2 centimètres au-dessous et en dedans du mamelon gauche.

Motilité.

A) *Membres supérieurs*. — 1° *Gauche*. La main est en extension forcée sur le poignet, mais elle n'est pas déjetée sur le bord cubital. Les doigts sont fléchis, cette flexion étant plus prononcée pour l'annulaire et l'auriculaire.

Le pouce est étendu et allongé, il est très long et peut faire quelques légers mouvements d'extension.

Les doigts sont fixés en flexion et adduction permanentes; leur écartement est impossible.

Le premier espace interosseux est légèrement déprimé.

La face palmaire est celle d'une main de singe : les éminences thénar et hypothénar sont très aplaties; l'éminence thénar l'est plus que l'autre.

Les mouvements d'opposition du pouce avec l'auriculaire sont impossibles.

La flexion et l'extension du poignet sont limitées ; l'atrophie des longs supinateurs est peu accentuée, mais elle l'est un peu plus à gauche qu'à droite.

Ne peut lever le bras jusqu'à l'horizontale.

Il existe une atrophie modérée et uniforme des muscles du bras; le triceps est un peu plus atrophié que le biceps.

2° *Droite.* — Les doigts sont en extension. Le pouce et l'auriculaire sont légèrement fléchis. Opposition du pouce avec l'auriculaire impossible; le pouce est très long et peut faire des mouvements légers de flexion, mais l'extension est beaucoup plus limitée. Tous les doigts sont en abduction permanente; l'adduction n'est possible que par l'index.

Le premier espace interosseux dorsal est excavé et il l'est plus qu'à gauche. A la face palmaire, il y a une atrophie considérable des éminences thénar et hypothénar. Les deux mains sont sèches mais pas froides.

La flexion du poignet est impossible et l'extension en est limitée. Le malade peut lever le bras droit au-dessus de l'horizontale.

B). *Membres inférieurs.* — Pas d'atrophie des muscles de la cuisse et de la jambe droite; la jambe gauche a été amputée. Réflexe patellaire exagéré. Epilepsie spinale.

Sensibilité. — Dissociation syringomyélique typique.

1° *Spéciale.* — Myosis léger des deux yeux; les pupilles s'accommodent bien à la distance et réagissent de même à la lumière.

L'odorat, le goût, l'ouïe sont normaux.

2° *Tact.* — La sensibilité au toucher est abolie dans tout le côté gauche du corps. A droite de la ligne médiane du corps, elle redevient normale; avec cependant un peu de retard dans la main droite. A la partie droite de la poitrine il y a un peu d'hyperesthésie.

3° *Douleur.* — Le malade ne sent pas les piqûres d'épingles dans le côté gauche du corps; il les sent très bien à droite.

4° *Chaleur et froid.* — D'une manière générale, il sent bien le froid et le chaud dans le côté gauche du corps, mais avec un peu de retard surtout à la main gauche. La main droite sent bien le froid et le chaud; mais au bras et à l'avant-bras gauche et à la partie gauche du tronc, il reconnaît tantôt bien les températures (avec un long retard), tantôt il les confond. — Sent bien les différentes températures à la face.

Observation IV (personnelle).

Prév... (Eugène), âgé de 24 ans, argenteur sur glaces. Entré à Bicêtre le 26 mars 1896.

Antécédents héréditaires. — Père mort à 61 ans d'une crise d'asthme (?). Mère vivante et bien portante. Deux frères, l'un bien portant (34 ans), l'autre suicidé à 24 ans. Ce dernier avait de fréquentes attaques convulsives, durant lesquelles il se mordait la langue et qui étaient certainement de l'épilepsie.

Antécédents personnels. — Prétend n'avoir jamais été malade jusqu'à l'âge de 15 ans. En 1888, début de la maladie : tout d'abord le malade se voûte progressivement et sans y prêter aucune attention. Il se brûlait souvent les mains sans s'en apercevoir et sans ressentir aucune douleur.

En 1889, déformation du pied gauche qui devient creux avec un léger degré de varus pendant que les orteils prennent la forme d'orteils en marteaux. Cette déformation qui se fait sans douleur et sans que le malade soit d'abord incommodé dans sa démarche, est complète vers 1890. A cette époque, il eut une série d'ulcérations spontanées et analgésiques au niveau de différentes articulations des doigts de la main droite et au pied gauche.

L'année suivante (1891), panaris analgésique de l'index gauche : durée 5 mois. Puis en février 1896 panaris non douloureux du pouce gauche : durée 3 mois. En 1893, le bras gauche s'affaiblit, la jambe gauche de même, mais moins notablement. Il abandonne tout travail en 1896.

Etat actuel (Février 1897). — Jeune homme de taille moyenne ayant toutes les apparences d'une bonne santé.

La tête est enfoncée entre les épaules et penchée en avant et à droite. Le malade est un peu voûté et les deux épaules sont ramenées en avant. L'épaule gauche est un peu tombante ; l'épaule droite est un peu plus volumineuse que la gauche.

Thorax. — La partie supérieure de la poitrine est aplatie de bas en haut et d'avant en arrière ; cette partie est enfoncée et décrit un arc de cercle irrégulier, à très grande corde.

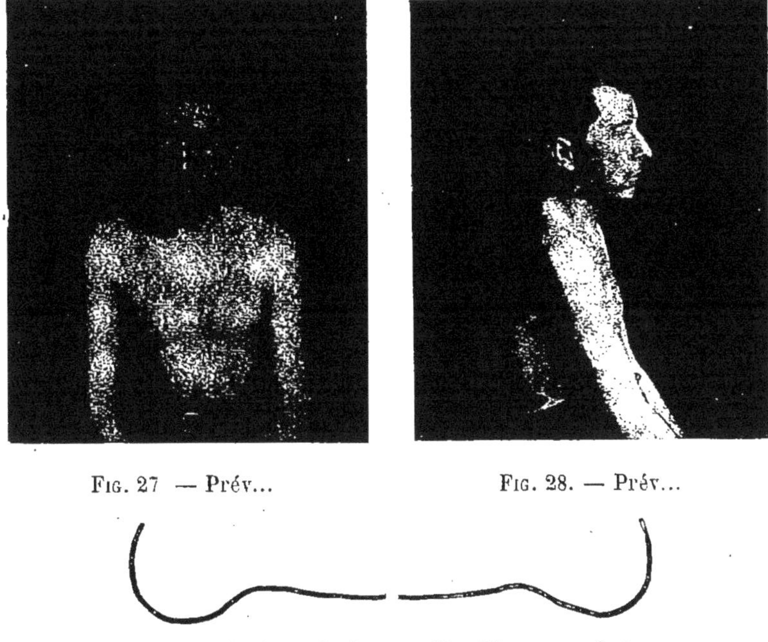

Fig. 27 — Prév...

Fig. 28. — Prév...

Fig. 21. — Prév..., Syringomyélie. Thorax en bateau.
Tracé pris à 2 centimètres au-dessous de la fourchette sternale.

La flèche la plus profonde de cet enfoncement est de 13 millimètres ; elle se trouve située à 7 centimètres à gauche (gauche du malade) d'une perpendiculaire abaissée du milieu de la fourchette sternale et à 4 centimètres au-dessous d'une horizontale passant par cette même fourchette. D'une manière générale, cependant, la poitrine n'est guère plus enfoncée à un endroit qu'à un autre. Si l'on place un pain à cacheter dans la partie la plus déclive, et que l'on regarde le malade de profil de manière que le rayon visuel soit tangent aux deux épaules, on ne voit pas ce pain à cacheter, mais on voit un peu le sternum.

La concavité de la partie antérieure et supérieure du thorax est manifeste sur les 7 où 8 centimètres supérieurs de la poitrine. Le thorax (face antérieure) reprend sa forme normale au-dessus d'une ligne passant par les plis d'attache des bras dans la région axillaire.

On remarque une légère exostose de l'articulation chondro-sternale de la troisième côte droite.

A hauteur de la ligne mammaire, on observe un enfoncement ovalaire en forme « d'entonnoir ». Cet enfoncement qui s'est formé aux dépens du sternum, est situé sur la ligne médiane de cet os et dans l'axe de celui-ci. La profondeur de l'entonnoir est de 15 millimètres, sa longueur de 8 centimètres environ et sa largeur de 4 centimètres.

Les muscles *grands pectoraux* se contractent bien; leur faisceau sternal est, des deux côtés, *très légèrement* atrophié. Les *deltoïdes* et *biceps* sont normaux à droite et très légèrement atrophiés à gauche. Les creux sus-claviculaires sont plus profonds qu'à l'état normal.

Du côté du dos, on remarque une légère scoliose cervico-dorsale à convexité gauche, avec courbure de compensation dorsale. La partie latérale droite du dos est très saillante par rapport à la gauche qui paraît à peu près normale.

Les bruits du cœur sont sourds et normaux. Le choc du cœur a lieu un peu au-dessous et en dedans du mamelon gauche. Pouls 70, régulier.

A. *Membres supérieurs.* — La main droite est « chiromégalique ». Elle est notablement plus grosse que la main gauche. Les doigts ont subi une augmentation de volume plus notable que la région carpo-métacarpienne de la main.

Les trois premiers métacarpiens surtout sont accrus. L'augmentation de la main et des doigts s'est seulement produite en épaisseur, il n'y a pas d'allongement.

Les doigts, qui sont plus massifs qu'à gauche, sont fléchis et légèrement rétractés.

Atrophie des espaces interosseux et aplatissement des éminences thénar et hypothénar. Le mouvement d'opposition du pouce avec l'auriculaire ne peut se faire. Atrophie avec parésie des fléchisseurs de la main droite. Le malade ne peut lever le bras au-dessus de l'horizontale, mais il l'écarte bien du tronc. La force qu'il oppose à la flexion et à l'extension de l'avant-bras sur le bras est bien conservée.

Elévation de l'épaule droite avec atrophie légère des muscles de la ceinture scapulaire, du sus-épineux en particulier.

La peau qui recouvre les doigts est un peu plus rugueuse qu'à gauche. Au niveau de la face dorsale des articulations des différentes phalanges on remarque de nombreuses traces d'anciennes ulcérations superficielles.

2° *Gauche.* — La main, d'une manière générale, est normale. La flexion et la rétraction des doigts, sans être complète, est bien plus marquée qu'à droite. L'écartement des doigts ne se fait que pour l'index et un peu pour l'auriculaire, tandis que les doigts du milieu se trouvent dans une adduction et flexion permanentes : leur abduction et extension est impossible. Le pouce n'est pas opposable. Les phalangettes du pouce et de l'index ont en partie disparu par suite de panaris.

Aplatissement à un degré moyen des éminences thénar et hypothénar.

Le long supinateur est atrophié. Lorsque le malade fléchit son bras gauche le relief du biceps se dessine bien, mais sa résistance est faible. Le triceps n'offre pas non plus de résistance. Atrophie légère du biceps et du triceps.

Le malade ne peut lever le bras jusqu'à l'horizontale et l'écarte difficilement du tronc; l'épaule est abaissée et atrophiée; cette atrophie est plus marquée qu'à droite.

Des deux côtés du corps on voit dans les muscles de l'avant-bras (en avant et en arrière), dans ceux du bras et dans le sternocléido-mastoïdien des contractions fibrillaires et fasciculaires très rapides.

B. *Membres inférieurs.* — Pas d'atrophie des muscles des cuisses. Le pied gauche est plus cambré, plus court et plus large que le pied droit resté sain et ayant une forme normale. Les orteils du pied gauche sont en « *chien de fusil* ». Traces d'ulcérations anciennes et indolores, aux deux pieds, surtout au pied gauche, soit à la face dorsale, soit à la face plantaire.

Sensibilité. — Le sens musculaire est très bien conservé.

1° *Spéciale.* — Rien de particulier ; la vue, l'odorat, le goût, l'ouïe sont normaux.

2° *Tact.* — La sensibilité au toucher est bien conservée, sauf à la main gauche.

3° *Douleur.* — Le malade sent très bien les piqûres d'épingles sur tout le côté droit du corps et à la face. Ne sent rien au côté gauche et aux deux mains.

4° *Froid.* — La sensibilité au froid est très irrégulièrement répartie; il y a anesthésie en particulier aux deux avant-bras et à la région cervicale gauche. Il sent, au contraire, bien le froid aux deux bras, au thorax et à la région cervicale droite.

5° *Chaleur* (50 degrés). — La sensibilité à la chaleur est abolie aux deux membres supérieurs et aux paumes des deux mains; cependant elle n'est que très diminuée dans certains points du bras droit. Elle est abolie au cou, mais conservée à la face et au tronc (face antérieure et face postérieure).

INDEX BIBLIOGRAPHIQUE

Bernhardt. — Syringomyélie und scoliose. Centralblatt für nervenheilkunde, 1889.

Brühl. — Contribution à l'étude de la syringomyélie. Thèse de Paris, 1890, p. 39.

Chapard. — Des déformations thoraciques et des déviations rachidiennes dans leurs rapports avec les obstructions chroniques des voies respiratoires supérieures. Thèse de Paris, 1896, p. 141.

Charcot et **Brissaud.** — Progrès médical, 1891, n° 4.

Dejerine. — Bulletin de la Société médicale des Hôpitaux, 22 février 1889.

Dimitroff. — Syringomyélie. — Archiv für Psychiatrie und nervenkrankheiten. Berlin, 1896, livre XXVIII, fascicule 2, p. 610.

Hallion. — Des déviations vertébrales névropathiques. Thèse de Paris, 1892.

Klippel. — Des lésions de la moelle dans la scoliose de l'enfance. Gazette hebdomadaire, 18 mars 1891, n° 3, p. 250.

P. Marie. — Leçons de clinique médicale. Hôtel-Dieu, 1894-1895. Leçons 2 et 3.

P. Marie. — Un cas de chiromégalie. Bulletin de la Société médicale des Hôpitaux, 13 avril 1894.

P. Marie et **Astié.** — Le thorax en bateau de la syringomyélie. — Communication à la Société médicale des Hôpitaux, 19 février 1897.

Schultze. — Archives de Virchow, t. CII, 1885.

Paris. — L. Maretheux, imprimeur, 1, rue Cassette. — 9819.

www.ingramcontent.com/pod-product-compliance
Ingram Content Group UK Ltd.
Pitfield, Milton Keynes, MK11 3LW, UK
UKHW020422230726
13925UKWH00004B/1562